中医药文化与生活丛书

张立祥 王振国 主　审
宋咏梅 刘更生 总主编

动静相宜
导引与健康

毕鸿雁 李琳琳 刘 槟
孙文玉 刘惠芬 李思毅 编著

山东科学技术出版社
·济南·

图书在版编目（CIP）数据

动静相宜：导引与健康 / 毕鸿雁等编著. -- 济南：山东科学技术出版社，2025.3. --（中医药文化与生活丛书 / 宋咏梅，刘更生总主编）. -- ISBN 978-7-5723-2380-5

Ⅰ. R2-05

中国国家版本馆 CIP 数据核字第 202499AY16 号

动静相宜
——导引与健康

DONGJING XIANGYI
——DAOYIN YU JIANKANG

责任编辑：崔丽君　孙　佳
装帧设计：孙　佳

主管单位：山东出版传媒股份有限公司
出 版 者：山东科学技术出版社
　　　　　地址：济南市市中区舜耕路 517 号
　　　　　邮编：250003　电话：（0531）82098088
　　　　　网址：www.lkj.com.cn
　　　　　电子邮件：sdkj@sdcbcm.com
发 行 者：山东科学技术出版社
　　　　　地址：济南市市中区舜耕路 517 号
　　　　　邮编：250003　电话：（0531）82098067
印 刷 者：山东联志智能印刷有限公司
　　　　　地址：山东省济南市历城区郭店街道相公庄村
　　　　　　　　文化产业园 2 号厂房
　　　　　邮编：250100　电话：（0531）88812798

规格：32 开（130 mm × 210 mm）
印张：5.75　　字数：78 千
版次：2025 年 3 月第 1 版　印次：2025 年 3 月第 1 次印刷
定价：39.00 元

传承弘扬中医药文化
倡树美德健康新生活

丛书前言

中医学是中华民族的伟大创造,是中华民族生命智慧的结晶,是中华民族带给全人类的珍贵文化财富。

中医药文化历史悠久,起源于远古先民的生产生活实践,贯穿了中华文明全过程,书写了中华文明独特的历史篇章。回顾中医药文化的前世今生,不仅能够了解中医药文化的价值追求、基本理念、理论基础,还能够感受中华民族宽广深厚的人文情怀,了解中医药与中华优秀传统文化一脉相承的整体性。

中医药植根于中华文化沃土,汲取了儒释道等传统文化的思想精髓,确立了"医乃仁术"的价值取向,建立了以"脏腑经络"为核心的理论体系。中医药理论是中医学对人与自然、健康与疾病等生命现象及其调控规律与法则的理性认识,是中华民族独特自然观、生命观、疾病观和方法论的集中体现。

中医药文化还蕴含着做人做事的丰富哲理，无论是"大医精诚"的医德观念，道法自然、取象比类的思维方式，执两用中、阴阳和合的基本法则，还是天人合一、形神一体的系统观念，都体现了中华民族在长期生活中积累的世界观、社会观、人生观。弘扬中医药文化能够让人们在潜移默化中感受中华文明的哲学智慧和人文精神，有利于更好涵养群众道德品行，培育时代新风新貌，汇聚向上向善力量。

中医学来源于鲜活的日常生活，从古到今，中医学的理论与方法渗透在百姓日常生活的方方面面，交织在衣食住行的各个环节之中。食饮有节、起居有常、动静相宜、精神内守等养生理念在守护广大群众身心健康中发挥了重要作用。祖祖辈辈的中国人，大多都具备一些常见病证的简易处置方法相关知识，随时取用，方便易行，对维护生命健康发挥了很大作用。如今中医学虽然是专门之学，但人人应学应会，人人能学能用。随着生活水平的提高，人民群众越来越关注中医药文化。因此，大力弘扬中医药文化，传播推广科学、健康的生活理念，有利于满足群众日益增长的中医药文化需求，培养美德健康的生活方式。

党的十八大以来，党和国家十分重视中医药文化传承与传播工作。《中共中央国务院关于促进中医药传承创新发展的意见》明确指出，传承发展中医药文化是弘扬中华优秀传统文化、推动中医药传承创新发展的实践需要。《"十四五"中医药发展规划》提出要实施中医药文化传播行动，要对中医药文化内涵理念进行时代化、大众化、创新性的阐释，必须将其融入人们的日常生活，提高居民健康素养水平，普及中医药文化及养生保健知识，让中医药文化绽放时代光芒。

山东省是孔孟之乡，是中华优秀传统文化的重要发祥地，有着深厚的中医药文化底蕴，理应在传承弘扬中医药文化上走在前、挑大梁。为此，山东中医药大学在山东省委宣传部和山东省卫生健康委员会（山东省中医药管理局）的指导下，组织专家团队编写了"中医药文化与生活丛书"，旨在为读者提供一套贴近日常生活，富有时代特色，"读得懂，用得上"的中医药文化读本。

本丛书编写坚持以日常生活为中心，推动中医药知识传播普及、养生智慧和健康理念融入群众生活，让更多的人懂中医、信中医、用中医。本丛书共分为7个专题，每一专题单独成册，包括：

《岐黄春秋——中国医史揽胜》

《生生之道——中医理论概要》

《本草延年——中药与健康》

《谨和五味——饮食与健康》

《明堂知要——穴位与健康》

《动静相宜——导引与健康》

《精神内守——情志与健康》

  我们希望从不同主题叙述传播中医药文化的基本知识，结合日常生活，讲述大众比较关心的中医药相关知识，全面立体地展现中医药文化的魅力与价值。在编写过程中，力求突出中医药的文化内涵、方法的简便实用、文字的通俗易懂。

  为适应读者阅读需求，打破教科书章节子目的编排方式，每章之下设置专题，分类叙述相关知识。文字表述尽量避免生僻难懂的专业术语，以叙述性文字为主，非必要不引用古籍原文，做到通俗、易懂、生动；适当配备相关插图，努力做到图文相辅。希望本丛书能够为读者了解中医药文化、增进健康、幸福生活贡献一份力量。

  新时代新征程，我们将深入学习贯彻习近平文化思想，贯彻落实习近平总书记关于中医药工作的重要论述，深入挖掘齐鲁中医药文化资源，传承精华、守正创新，不断推动中医药文化创造性转化、创新性发展，让中医药更好造福人民。

编写组

2024 年 12 月

前言

《全民健身计划（2021—2025）》中将"体医融合"调整为"体卫融合"，从侧重体育锻炼与治疗疾病相结合，转变为强调体育锻炼与预防疾病相结合，并将运动贯穿预防、治疗、康复全过程，体育运动的重要性达到了前所未有的高度。中医自古便有未病先防、已病防变、愈后防复的"治未病"理论体系，在这种文化土壤中培育的传统运动——导引，将防、治、康三者融为一体，与当前的大政方针不谋而合。

古人对健康的要求很高，《素问·上古天真论》中就提出"上古之人，春秋皆度百岁，而动作不衰"，那我们该如何达到这样的健康状态呢？导引是古人的一种锻炼方式，更是一种治病方法，通过刚柔并济、动静结合的动作来改善筋骨的柔韧性，提高运动的协调性、平衡性和控制力，最终达到年百岁而身形矫健、动作灵活的效果。但导引距我们已经相当久远，现代许多人并不知晓它的存在，在健康中国大背景下，重新梳理导引知识、普及导引具有时代意义。

"导引"起源很早，据《吕氏春秋·古乐》记载："昔陶唐氏之始，阴多滞伏而湛积，水道壅塞，不行其原，民气郁阏而滞著，筋骨瑟缩不达，故作为舞以宣导之。"可见，在陶唐之际便已有作舞以"宣导筋骨""利其关节"的主动锻炼观念。导引术有广义和狭义之分，狭义的导引一般指"屈伸之法""俯仰之术"，即人的肢体运动；而广义的导引除肢体运动外，还包括呼吸调节（即吐纳法或行气），单纯的呼吸运动也可以称为行气导引。自我按摩亦属于广义导引术的一部分。除《引书》《诸病源候论》《养性延命录》《杂病源流犀烛》等古代医学典籍所记载的术式之外，我们常见的八段锦、五禽戏、太极拳、易筋经、六字诀等也都隶属于导引范畴。它们功效相近，既有区别，又有联系，共同组成导引这一养生保健疗法。

导引植根于中华文化的沃土之中，血脉中流淌着独属于中华文明的传奇色彩，这也决定了它是有别于其他运动方式的独特存在。习练导引时强调在徐徐牵伸经筋的过程中要暗含内劲做到极势，这种刚柔并济、张弛有度的动作特点正好契合了中国文化所蕴含的阴阳辩证统一的思维。从《黄帝内经》的"不妄作劳"，到孙思邈的"养性之道，常欲小劳"，都在告诉我们运动应适度,"形劳而不倦"才是应该恪守的运动准则。与很多运动不同,导引的动作更注重刚柔并济、松紧有度,运动强度适中,不易产生运动损伤,上至耄耋老人下至垂髫小儿都可以习练,因此导引是一种安全普适的运动方式。而在运动对象的选择上,导引注重的是经筋系统而不是单纯的肌肉。

导引在古代中医治疗当中占有重要地位,《黄帝内经》载:"中央者,其地平以湿,天地所以生万物也众。其民食杂而不劳,故其病多痿厥寒热,其治宜导引按蹻。故导引按蹻者,亦从中央出也""黄帝曰:余受九针于夫子,而私览于诸方,或有导引行气、乔摩、灸熨、刺焫、饮药之一者,可独守耶,将尽行之乎",明确指出导引与针刺、艾灸、饮药及砭石同等重要,是"上工"首选方法之一,更是中医学中的璀璨瑰宝。当下我们大多数人只是被动地接受医疗干预,如药物、针灸、拔罐等,但诸多慢性病的治疗不能仅靠药物,更需要通过自身运动来调整机体状态。导引就是通过主动运动来激发潜藏在体内的自愈力,最终达到自我康复的效果,让病患从根本上回归健康状态。

目前大众对导引的重视程度不够,认识也不够全面,一提起导引,大家的第一反应可能是八段锦和易筋经等传统功法，但导引其实是一种疾病治疗方法，同时也是预防疾病、促进人体健康长寿的手段，是我们亟待挖掘、推广的医学宝库。本书全面介绍了导引的来源与概念，深度挖掘和解析导引的特点和作用，并结合常见的慢性疾病开出宣导良方，旨在加深大众对导引的认识程度，让大众了解并爱上导引，真正让这个古代上工首选之法传到千万家，发挥好导引在防治疾病、维护健康方面的特色优势，推进健康中国建设的伟大征程。

编著者

2024 年 10 月

目录

导引从远古来 / 01

导引第一人 / 004

震惊世界的导引专著 / 007

沉睡两千多年的导引图 / 009

《黄帝内经》中的上医首选 / 011

官修医学巨著只附导引治疗 / 014

由"被动医疗"到"主动健康" / 016

传统功法 / 02

站桩是传统功法的基础 / 021

五禽戏的动作深意 / 027

六字诀与呼吸吐纳 / 034

八段锦的前世今生 / 040

易筋经的派别知多少 / 042

太极拳与导引 / 045

功法锻炼一定要配合呼吸吗？ / 048

功法练习的注意事项 / 052

导气令和，引体令柔 / 03

导引的对象是经筋 / 060

经筋与经脉相辅相成 / 061

中正的体态是健康的基础 / 063

"引"如开弓 / 067

导引贵柔 / 069

抻筋拔骨，通经络 / 071

缓中有劲，增气力 / 072

动作不衰享天年 / 074

导引是形神兼养的运动 / 076

小招式
大作用 / 04

百会运转 / 081

彭祖明目 / 082

叩齿鸣鼓 / 085

赤龙搅海 / 086

摩面栉发 / 087

撮谷道 / 090

腹式呼吸 / 091

摇山晃海 / 092

前抚脘腹 / 095

背摩精门 / 097

摇头摆尾 / 099

拍八虚 / 103

导引良方 / 05

颈肩痛导引法 / 112

腰背痛导引法 / 115

膝痛导引法 / 119

胃胀不适导引法 / 122

缓解焦虑导引法 / 124

癌因性疲乏导引法 / 131

五劳七伤导引法 / 132

提质增慧正脊功 / 143

益气升阳功 / 155

升清降浊通达功 / 159

后　记 / 166

01 导引从远古来

导引的诞生年代不详,目前与之相关的记载最早见于《吕氏春秋》:"昔陶唐氏之始,阴多滞伏而湛积,水道壅塞,不行其原,民气郁阏而滞著,筋骨瑟缩不达,故作为舞以宣导之。"表明4 000多年前的陶唐氏时期气候潮湿,湿滞气郁,人们关节屈伸不利,于是古人用"舞"这种运动来宣导湿滞之气,通利关节,这种"舞"就是导引的雏形。现知最早的导引专著《引书》及导引图谱马王堆《导引图》的成书年代不详,但据考古发现,其入墓时间为西汉初年,这恰恰是中医四大经典之首《黄帝内经》的成书年代,由此我们不难推断,导引术是中医药理论体系中最古老的医疗体系之一，其出现的时间比《黄帝内经》成书更早，并在漫长的历史长河中跌宕起伏却不曾中断地发展至今。

在几千年的发展中，很多古代大医是导引术的编创者、传承者、践行者和发扬者。如药王孙思邈在《千金要方》中就记载了"天竺国按摩法"和"老子按摩法"两套导引术；《诸病源候论》是隋朝的官修医书，由太医令巢元方主持编撰，该书在疾病的治疗中不附方药，而是以导引术作为疾病的治疗方式；东汉名医张仲景被后人尊称为"医圣"，他在《金匮要略》中提出："若人能养慎，不令邪风干忤经络，适中经络，未流传脏腑，即医治之，四肢才觉重滞，即导引吐纳、针灸膏摩，勿令九窍闭塞，更能无犯王法。"即倡导在外邪刚刚侵犯人体时就用导引等方法进行干预，疏通关窍，驱邪外出。华佗曾言："凡人肢节腑脏，郁积而不宣，易成八疾：一曰风，二曰寒……八曰逸。凡斯诸疾，当未成时，当导而宣之，使内体巩固，外邪无目而入。"可见他提倡在疾病未成之时便通过导引祛除邪气。由此可见，导引术在历代都很受大医们的重视。

时至今日,中国特色社会主义进入新时代,在国家体卫融合政策的指导下,我们相信从远古走来的导引术能够全方位、全周期地保障群众身心健康,并为推进健康中国、体育强国建设作出重要贡献。

导引第一人

彭祖，姓篯名铿，相传他活了八百多岁。据传说，彭祖生活在距今 4 300 年前的陶唐氏时期，向往与天地共存的他自创了导引术来益寿延年。自此，导引术在 4 000 多年的历史长河中浮浮沉沉，由历代大医填充和精炼，发展至今。

彭祖不仅是导引第一人，还是烹调术的开山鼻祖。相传尧帝御外安内，防洪斗兽，积劳成疾，吃什么都没有胃口，是彭祖进献了一碗味道鲜美的野鸡汤，使尧帝恢复了食欲，慢慢痊愈。导引术、烹调术的发明，大大增强了当时百姓的体质。尧帝感念彭祖的功绩，将其封于大彭山（今徐州一带）。彭祖在此处建立了大彭氏国，国运延续了八百年左右。

彭祖在历史上的深远影响还表现在孔子对他推崇备至。孔子曾言："述而不作，信而好古，窃比于我老彭。"即孔子常私下里把自己比作彭祖。《庄子·刻意》曾把彭祖作为导引养形的代表人物："吹呴呼吸，吐故纳新，熊经鸟申，为寿而已矣。此道引之士，养形之人，彭祖寿考者之所好也。"意思是说道引，即导引，是彭祖这样追求长寿的人所喜好的。这表明尽管后来导引术发展为中医的主要治疗手段之一，但彭祖开创导引术的目的很纯粹，就是"为寿而已矣"，这一时期的导引术就是为了长寿。

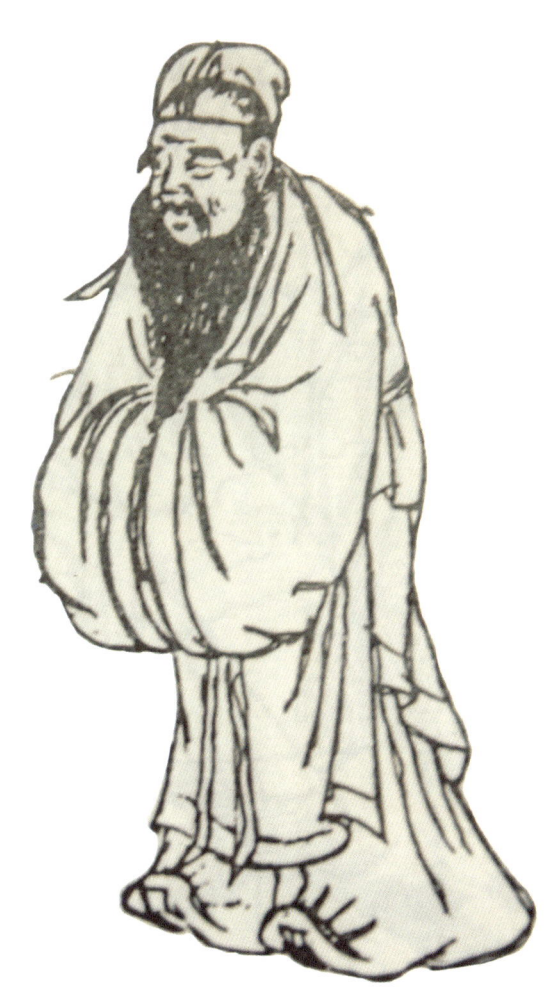

彭祖

张家山汉简

震惊世界的导引专著

有一部专著,在两千多年前的西汉初年被陪葬入墓,直到 1984 年才被考古人员发现,得以重见天日,随后世界为之震惊,它就是《引书》。

《引书》中的"引",便是"导引"的意思。《引书》是现存最早的导引专著,同时也是现存最早的养生专著。《引书》的出土,证明了早在西汉之前,导引便已经在中华大地上盛行开来。

《引书》的内容由三部分组成。第一部分论述了人体四季养生之道,其篇首指出:"春产(生)、夏长、秋收、冬臧(藏),此彭祖之道也。"接着依四季之序介绍了各季的养生方法,这一部分的养生理念与《黄帝内经》所载养生、养长、养收、养藏之道相应。第二部分是全书的主体部分,详细记载了导引术的具体细节及其治疗疾病的实际方法。《引书》记载的导引术作用广泛,其中有 41 式健康导引法、44 种疾病导引法及导引保健法。

健康导引法,是为保持身体健康而设计的导引动作，共 41 式，其中 37 式的名称和动作表达完整，2 式只有动作而无名称，1 式动作完整而名称表达不全，1 式名称完整而动作表达不全。这部分导引术式的名称以与人类、动物有关的词语来命名，如"凫沃""虎引"等，用以表现动作特征。与之相仿的还有导引保健法，这部分记述了导引术式对头颈、四肢、躯干等部位的保健效果，共列举了 24 组导引术式与身体部位的关系。这些术式都未曾与疾病的导引术式相对应，而是宽泛地指出利于身体哪个部位，如"复据以利腰"，即"复据"这一术式有利于腰部的保健。

另外，书中还记载了 44 种针对各科疾病的导引术，涵盖了内科 19 种、外科 2 种、骨伤科 12 种、五官科 9 种、精神科 2 种病症，具有较高的临床应用价值。

《引书》第三部分着重介绍了导引养生学的基础理论，论述了疾病的来源及相应的导引预防方式，并结合中医学术思想，将导引术提升到了"天人合一"的哲学层面。

《引书》用非常精简的语言描述了导引术的操

作及其对应的病症,具有奠基性的指导意义。由《引书》开创的导引术式广泛见于后世诸多医家的著作中,并且对当今导引的临床应用具有深远的影响和启示。

沉睡两千多年的导引图

马王堆汉墓是西汉长沙国丞相、轪侯利苍的家族墓地,修成于两千多年前的西汉初年。1974年春,我国考古工作者在马王堆三号墓发掘到一大批帛书和竹简,帛书中有一幅工笔彩绘帛画,画中的44个人像姿势各异,皆是导引术式的体现,每式导引术旁还标注有术式名,这就是现存最古老的导引图谱——马王堆《导引图》。

尽管《导引图》是王公贵胄的陪葬品,但导引术却并非贵族专属,《导引图》中的人物形象从所着服饰来看,多为庶民阶层,表明当时导引术已经"飞入寻常百姓家",为更多人带来健康长寿。

《导引图》的内容可分为祛疾和养生两类,祛疾类多由"'引'+某疾病"的结构命名,意为针

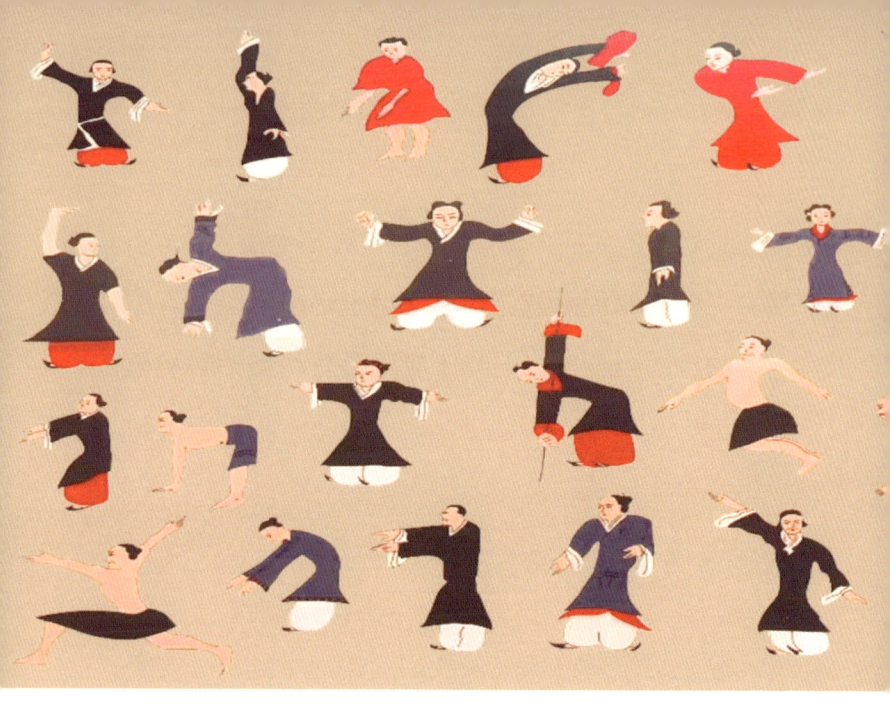

对该疾病的导引法，如引颓、引聋、引膝痛、引肢积、引项、沐猴引恹中、引温病、坐引八维、引痹痛等；养生类多是描述肢体或仿生动作，如折阴、螳螂、龙登、以杖通阴阳、摇肱、鸟伸、仰呼、熊经等。

《导引图》是现存最早记载导引术式的图谱，此图被发现以前，人们对于古代导引的了解仅来自于部分简略的文字记载。而《导引图》的出现，让我们能够直观地了解两千多年前的古导引动作。《导引图》与《引书》入墓时间相近，二者内容相关联又不相同，《导引图》所载动作精确、内容丰富，但有图无文，《引书》有文无图，二者结合，互相

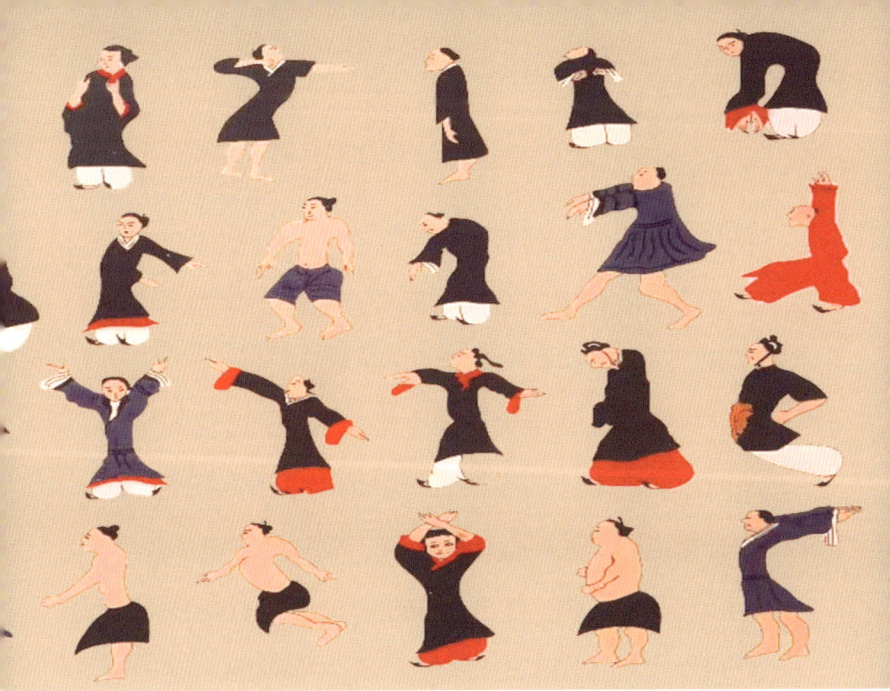

马王堆导引图复原图

印证,为我们研究古代导引术动作及作用提供了极大的帮助。

《黄帝内经》中的上医首选

《黄帝内经》,成书于西汉时期,由《灵枢》《素问》两部分组成,是中医四大经典之首。《黄帝内经》的内容十分广博,涵盖了中医学的内科、外科、妇科、儿科、针灸、药物等各方面,系统地总结了古代中医的基本理论,如阴阳五行、脏腑经络、气血津液等,是中医理论的奠基之作。《黄帝内经》的成编，标志着中医理论体系的形成，为数千年来中医学的发展奠定了坚实的基础，被后世尊为"医道之宗"。

导引在《黄帝内经》中地位很高，《素问·异法方宜论》载："中央者，其地平以湿，天地所以生万物也众。其民食杂而不劳，故其病多痿厥寒热，其治宜导引按跷，故导引按跷者，亦从中央出也。"表明导引诞生在"地平以湿"的中原地区，这一地区气候湿润，物产丰富，居住于此地的人们食物种

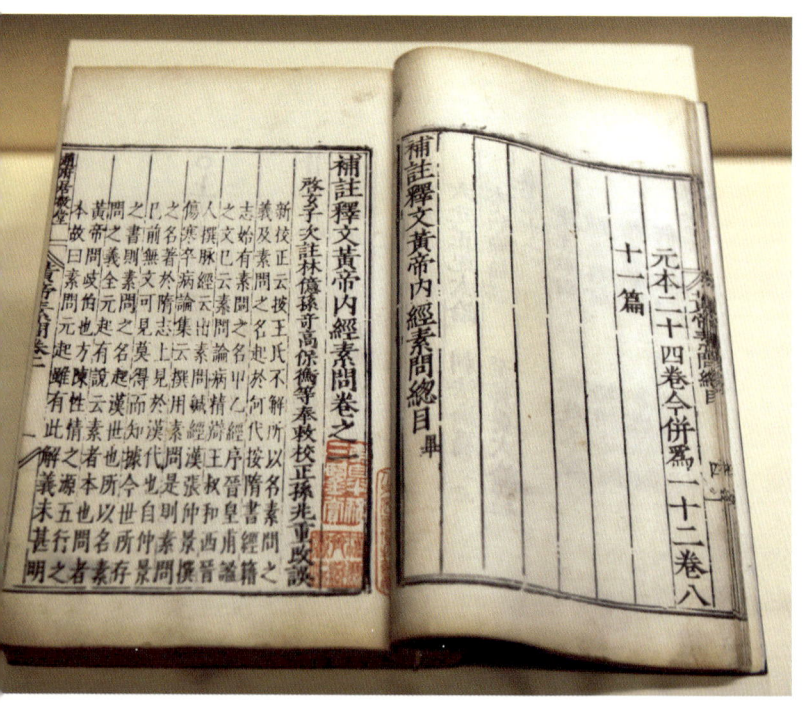

黄帝内经

类繁多，劳动强度较低，因此容易患"痿厥寒热"等疾病，导引术便适合治疗此类疾病。

《黄帝内经》对导引的重视还体现在很多篇章，如《灵枢·病传》载"黄帝曰：余受九针于夫子，而私览于诸方，或有导引行气、乔摩、灸熨、刺焫、饮药之一者，可独守耶，将尽行之乎？"指出导引行气与乔摩、灸熨……饮药等疗法都属于先秦时期常用疗法。《灵枢·官能》载"缓节柔筋而心和调者，可使导引行气"，说明当时已经有专门从事导引行气的医者。《素问·血气形志》载"形苦志乐，病生于筋，治之以熨引"，指出筋病可用导引的方法治疗。《素问·奇病论》载"岐伯曰：病名曰息积，此不妨于食，不可灸刺，积为导引服药，药不能独治也"，表明息积不能独用药物治疗，而是要与导引配合。《灵枢·周痹》载"其瘛坚，转引而行之"，表明可通过转运导引的方法来缓解瘛坚之症。

综上所述，作为中医四大经典之首的《黄帝内经》用较多篇幅论述导引术，证明导引术在两千年前便已被广泛用于保健养生和祛病延年，是上医首选之法。

官修医学巨著只附导引治疗

隋朝巢元方曾任太医博士、太医令，官职相当于如今的国家卫健委主任，其著作《诸病源候论》是我国现存第一部由国家组织编纂的医学著作。该书不仅是世界上现存的第一部病因、病理学专著——对内、外、妇、儿各科 71 类病的病因与病机、病变与证候进行了具体阐述，更是导引发展史上的丰碑。因为该书作为官方编纂的医学著作，在疾病的治疗方面不记载方药，而是只附上相应的导引术作为治疗方法，由此可见当时的人们对导引术的重视。

《诸病源候论》具有承前启后的重要意义，其内容博采隋朝之前众家之长，较《引书》更丰富。其中所载的"养生方"和"导引法"是对隋及隋以前养生思想和方法的一次全面总结，为研究古导引术提供了珍贵的资料。

书中不但记载了隋以前著名的导引养生修炼家如赤松子、宁先生、彭祖、上清真人、王子乔等的导引资料,还系统总结了古人运用导引辨证施治的经验。书中共记载287条导引术,分别针对虚劳性疾病、风邪致病等46类疾病、106种证候,如"偃卧,合两膝,布两足,伸腰,口纳气,振腹自极七息。除壮热疼痛,两胫不随",即本式导引术可以治疗"壮热疼痛,两胫不随"类疾病。由此可见,《诸病源候论》首次以证候统领导引,将导引与证候紧密结合起来,为后世医家开创了辨证导引思想的先河,即导引在临床应用中需要遵循个体化原则,实践中应制订与患者病情相符合的治疗方法。

《诸病源候论》将导引广泛应用于内科、骨伤科、妇科、五官科等各科疾病中,扩大了导引临床应用的范围,而这恰恰是我们现代临床中的不足之处。因此,挖掘、梳理、规范好《诸病源候论》中的导引术,对于导引在当代临床中的应用至关重要。

由"被动医疗"到"主动健康"

2016年中共中央、国务院印发《"健康中国2030"规划纲要》,首次提出"体医融合",并明确要加强体医融合和非医疗健康干预在社会医疗中的重要作用。国家"十四五"规划和2035年远景目标都将"深化体卫融合"放在建设健康中国、体育强国的重要位置。当下,国家"体医融合"向"体卫融合"的积极转变,是推动健康关口前移,由"被动医疗"到"主动健康"的转变,将体育与卫生资源有效融合,推动构建我国全生命周期的健康管理体系。

导引术是集预防、治疗、保健、康复于一体的中医传统运动,其不受场地、时间限制,扶正祛邪,具有强筋壮骨、濡养脏腑的功效,是绿色、安全、

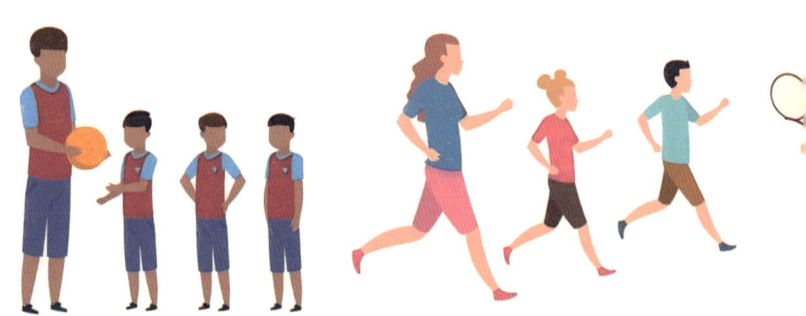

高效的中医自疗之法，在我国慢病管理体系中具有重要的价值和广阔的应用前景。当今，八段锦、太极拳、易筋经等导引功法有着良好的群众认同感。因此，推动导引术的临床推广及应用，与《全民健身计划（2021—2025年）》中倡导的"推进体卫融合理论、科技和实践创新，推广常见慢性病运动干预项目和方法"不谋而合。工作实践中，我们要在社区、医院等不同场所开展导引运动干预，为居民提供科学健身指导，充分发挥导引促进健康、预防慢病等方面的积极作用，将导引科学干预真正纳入慢病等患者的健康管理中。

以导引术促进体卫融合是加快构建运动促进健康新模式的有力举措。因此，通过科普导引术的科学性与必要性，强化公民参与运动健身的责任意识，增强全民体质与健康，是贯彻"体卫融合"政策的

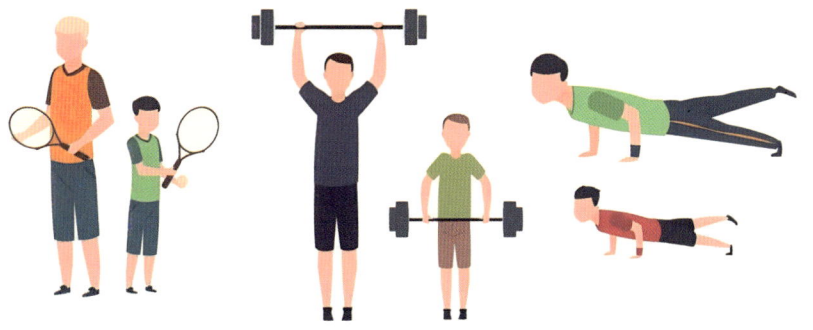

重要举措。当今,时代需要促进导引术传统运动疗法的传承创新发展,这不仅符合"体卫融合"的发展要求,更是全方位、全周期保障群众身心健康的现实要求,对国家与个人的发展都具有重要意义。

02 传统功法

　　导引术在长期的发展中产生了多种功法,其中五禽戏、八段锦、易筋经和六字诀等传统功法都属于广义导引,它们起源于不同年代,底色不同,流派众多。

　　五禽戏由东汉末期著名医家华佗根据虎、鹿、熊、猿、鸟五种动物的形态动作所创编,注重模仿动物的特征,对身体柔韧性及力量有一定的要求。

　　八段锦的起源可以追溯到南宋时期,其动作势正方圆,以马步居多。

　　易筋经产生于秦汉时期术士的导引之术,不仅注重脊柱本身的旋转屈伸,还强调脊柱两侧循行的经脉和任督二脉等。

六字诀流传于南北朝时期，其主要锻炼形式以呼吸吐纳为主，同时配合与脏腑相对应的发音和动作。

不同功法之间既有区别，又有联系，虽动作不同，但功效具有相似之处，习练时需选择适合自己的功法，循序渐进，量力而行。

站桩是传统功法的基础

何谓站桩

站桩，全名站桩功，简称"桩功"。顾名思义，即身体如木桩站立不动。站桩的流派很多，有峨眉桩功、武当桩功、少林桩功等。站桩、导引与中医学一脉相承，都是在中国传统哲学天人合一的整体观思想之上滋养而来的。

以混元桩为例，其对身体各部位都有具体要求。

立身中正，含胸拔背：双脚与肩同宽平行站立，身体重心落在两脚掌上，以保持身体平衡。双膝略有弯曲，以利于脚下产生弹力。注意：两脚平行站立，呈"11"字形，可使习练者根基牢固，稳定性强，人体的下肢关节易于内外旋转，有明显的疏关节、通经络、畅气血的作用。

尾闾内收，命门后凸：臀部如坐高凳，膝部微屈前顶，可使习练者尾闾内收、中正，下元充实，重心平稳，腿部轻灵，步伐稳健。

虚灵顶劲，下颏微收：百会向上悬提头部，有利于大脑的放松入静，心静则意专，具有平衡阴阳的作用。鼻尖对脐，可使习练者的任、督二脉易于流通。两眼似闭非闭，面带一丝微笑，可减少周围环境对习练者的刺激和干扰，也有利于面部肌肉的放松，松则易静，故而眼皮一松，面部肌肉也跟着放松，这样才能使神敛，神一敛则心静，心一静则全身关节肌肉随之皆松，肌肉一松，气血畅通，功感明显。所以，习练者应先从眼皮松、面部松开始，逐步引导到肩松、腰松、胯松，促使人体关节逐段松开，如同水渠打开闸门。俗话说："人身气血如大江，一处不到一处伤。"通过这样练功，才能放松，入静，治病健身，力达梢节。另外，齿轻靠（指上下牙），嘴微闭，鼻呼吸，要自然（指与平时的呼吸一样）。

沉肩坠肘：抬手的位置，高不过眉，低不过脐，远不过尺，近不贴身；臂半圆，腋半虚；手摆好后，十手指间如夹香烟般分开。两手胸前环抱（意念如抱一个气球），易于形成如同"山环水抱"似的人体浑圆气场。这样练功，往往得气快，功感强，功

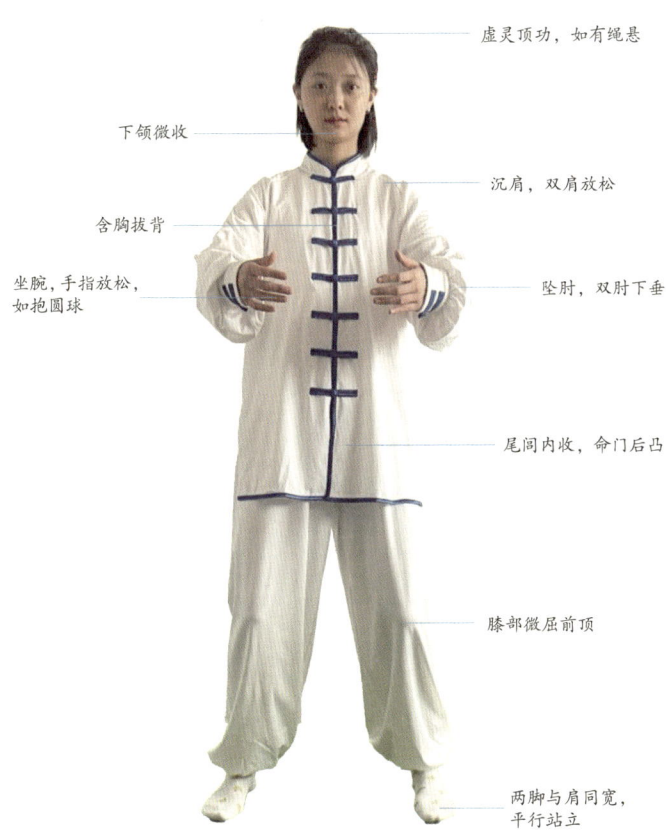

混元桩要求

效好。练功日久，会逐渐达到"气圆、力圆、神圆"的境界。

站桩的时候，对身体各部位的要求是越松越好。一开始站桩，要先调身、提项，松肩坠肘，松腰松胯，然后体会脚心吸紧大地，身上要松，脚下才不会累。身体松了，气血就畅通了，心平气和，站桩的效果才会好。

站桩产生于上古时期，正所谓"万动不如一静，万练不如一站"。站桩是在身体相对静态下维持姿势，由于仅需关注身体的微小调控，因此人的精神更易集中。正如《黄帝内经》中提到的"提挈天地，把握阴阳，呼吸精气，独立守神，肌肉若一"，即相对静止状态下的"站"更易于调动全身的气机，促进经络、气血的畅通，从而达到通百脉、通经络、通气血、缓解疼痛的作用。站桩是练习内功的好方法，可以充分挖掘人体潜在的生命原动力，增强内劲。正所谓："大动不如小动，小动不如不动，不动之动才是生生不已之动。"

站桩的功效与作用

整体性

中医理论体系以整体观作为指导思想,具体体现在《黄帝内经》的"形神合一观"、天地人"三才合一"的医学模式上。站桩作为中医养生导引体系中的重要一环,同样遵循这一思想。这体现在以下几个方面:第一,站桩功对人体的影响是整体的,以改善整体功能状态、提高整体健康水平为目的;第二,站桩时,通过调控神、形,使人与自然处于一个高度和谐、统一的整体,练功者的形、气、神全部熔为一炉,练功者对自身经络、脏腑、腠理、官窍之气的升降出入的感知越来越明显,是身心整体观的体现;第三,待内气日益充足到一定水平,练功者在极其虚静的高级功态下可以直接地体察到人与大自然的息息相关,也就是天人整体观。

主动性

站桩功以自我身心锻炼为主,注重调动自身的潜力,充分发挥个体的主观能动性,一旦练功者掌握了站桩功的功理功法,便可自我调节、自我修复、自我治疗，一改以往以医生或者药物为主导的被动处境，从被动到主动地进行锻炼，对机体的生理和心理产生深刻的影响。需要注意的是，练习站桩功需要有信心、有恒心、有耐心，并且不宜同时进行多种功法的锻炼，认定一种站桩功法后，在达到目的前，尽可能地做到一以贯之。

协同性

协同性指的是在站桩功与其他医疗方法之间基本不存在相互排斥的关系，在与针灸、推拿、药物、手术等其他疗法结合的过程中，往往能获得更好的效果，尤其是站桩功配合药物治疗失眠、抑郁、心脑血管疾病等，效果明显优于单纯正规服药患者。

简易性

随着"大健康"时代的到来，人们对高质量的生活有了更多的需求，越来越多的人开始自觉地注意养生保健，以期既可以增强自身正气，提高免疫力，做到未病先防，也能在疾病发生后快速恢复，做到既病防变，继而在恢复之后能够保持健康状态，做到瘥后防复。站桩功的优势具体表现在不良反应少、占用空间小、操作简单以及适应人群广泛这四个方面。站桩功不要求必须入静,不需要刻意调整呼吸,不追求意守八卦与大小周天,不论在室内室外,只要有空气流通的一席之地,就能随时随地摆好姿势,开始站桩。并且站桩的时间不是绝对的,依照练功者个人体质与功龄,可以几分钟到几个小时不等,全程自然呼吸,做到"松而不懈,紧而不僵"即可,对年龄、性别、职业等没有限制,具有较好的群众性、普及性与可推广性。

五禽戏的动作深意

五禽戏的发展概况

五禽戏由东汉末期著名医家华佗根据虎、鹿、熊、猿、鸟五种动物的形态动作所创编,最早见于《三国志·华佗传》记载:"吾有一术,名五禽之戏:一曰虎,二曰鹿,三曰熊,四曰猿,五曰鸟。亦以除疾,兼利蹄足,以当导引。"南北朝时期陶弘景的《养性延命录》首次整理记载五禽戏的详细动作,从此开始,后世不断充实丰富五禽戏的功法内涵。

国家体育总局健身气功管理中心编制的"健身气功·五禽戏"中虽称之为健身气功，但实际上与中医的养生导引术名异而实同，其动作素材源于《养性延命录》《万寿仙书》《赤凤髓》等古代文献，招式顺序为虎、鹿、熊、猿、鸟，每戏两动作，共十个动作，分别命名为虎举、虎扑，鹿抵、鹿奔，熊运、熊晃，猿提、猿摘，鸟伸、鸟飞，对应五种手型：虎爪、鹿角、熊掌、猿钩、鸟翅。该版五禽戏一经推广，受到了广大群众的普遍喜爱，甚至掀起全球性的五禽戏锻炼热潮。

仿生导引，象形取意

华佗遵照"天人相应"的思想，通过观察动物的自然行为习性和神态，发现虎、鹿、熊、猿、鸟这五种动物某些生命特征与人类很相似。因此，开始模仿这五种动物日常生活中捕食嬉戏的典型动作、姿势、神韵和神态来进行导引养生。以"虎之威猛、鹿之安舒、熊之沉稳、猿之灵巧、鸟之轻捷"，展现生命的自由之趣、自然之乐、自在之情，习练五禽戏可充分将自己融入天地大道之中，实现人与

02 传统功法

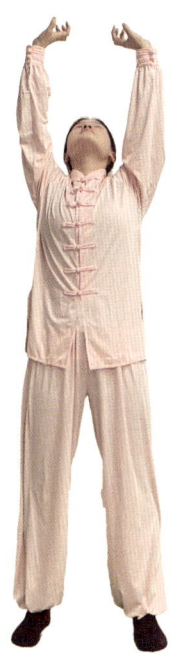

虎举

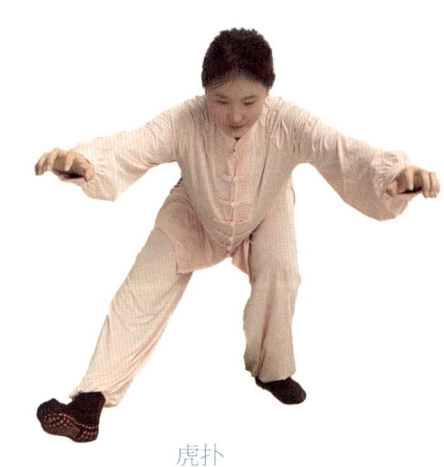

虎扑

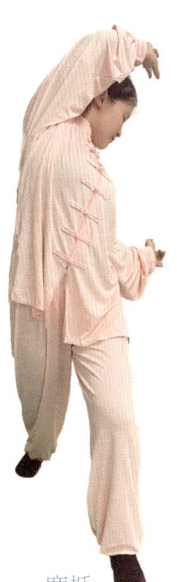

鹿抵

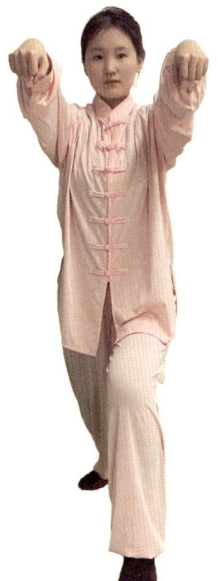

鹿奔

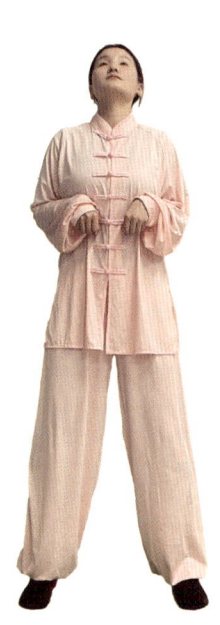

熊运

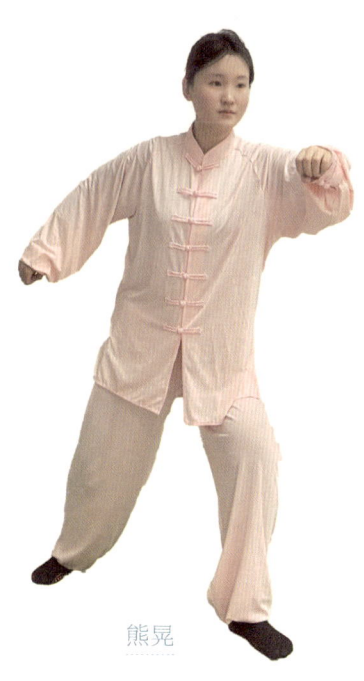

熊晃

自然、人与他人及自身的和谐与统一，达到天人合一的境界。

然而，五禽戏并不仅仅是简单地模仿这五种动物活动的姿势，还要结合这五种动物活动时所处的自然环境，通过仿照动物活动时的神态来体会其运动时的神韵，即做到形似的同时还要做到神似。比如通过习练虎举和虎扑来意会老虎伸展、抓捕食物的威武勇猛的神态。习练鹿抵和鹿奔来意会众鹿戏抵、伸足迈步的安闲雅静、静谧恬然之态。习练熊运和熊晃来意会熊在山林中转腰运腹、自由漫行的憨实宽容之态。习练猿提和猿摘来意会灵猴摘桃献果的活泼灵巧之态。习练鸟飞和鸟伸时要意会仙鹤昂首挺胸、展翅翱翔的安然自在、悠闲宁静的神韵。

五禽戏与阴阳五行

阴阳学说在汉朝时已较为成熟并广泛渗透到医疗和养生领域,成为中医的基本理论之一。华佗在秉承《黄帝内经》阴阳思想的前提下,进一步发展了阴阳学说,提出"调平阴阳、水火相济"的治疗方法,这一点在其创编的五禽戏中也可窥见一斑。如《养性延命录》载"人体欲得劳动,但不当使极耳"及"夫五禽之法,任力为之,以汗出为度",这两句话充分体现了华佗讲求"适度与平衡"的养生理念和锻炼法则,始终保持阴阳之间的平衡。

古有五行化生万物的思想,根据五行学说,可以将自然界万物归类,同样,也可以给动物归类,从而体现五禽戏功法

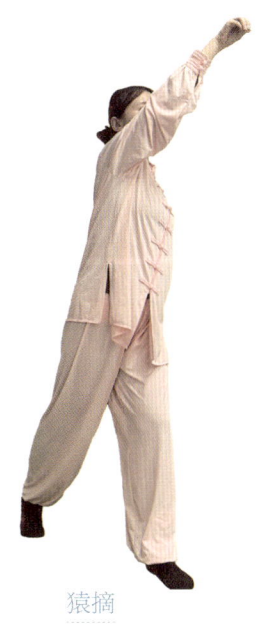
猿摘

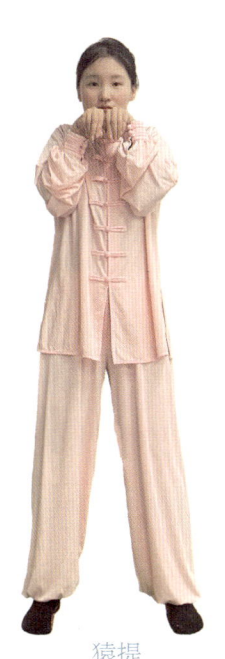
猿提

的不同功用及特性。认真观察这五种动物的形态特点会发现，一禽归属一行，一行调养一脏，即虎、猿、熊、鸟、鹿这五种动物分别归属于木、火、土、金、水这五行，调养肝、心、脾、肺、肾五脏。

虎戏可以疏肝解郁，使肝脏气血充盈，养肝明目；鹿戏可以强腰健肾、固藏肾精元气，使人精力充沛；熊戏可以健脾利胃，提高受纳运化功能；猿戏可以调心安神，使神志清明；鸟戏可以增强肺脏吸清呼浊的功能，滋润肺脏。所以人们模仿它们的动作和神态进行锻炼，不仅可以有效地疏经通络、充盈气血，还能强健四肢百骸、滋养五脏六腑，从而达到强身健体、延年益寿的目的。

鸟伸

鸟飞

五禽戏与经络

习练五禽戏时,上肢的多次运动和形态变化,比如从虎爪依次变成鹿角、熊掌、猿钩、鸟翅和握固等形态,可以有效地疏通手三阴经和手三阳经,使气血顺利运行,从而滋养其所属肺、心、心包三脏与大肠、小肠、三焦三腑;腰部的多次扭转运动及形态变化,比如从鹿奔依次转换成熊晃、鸟飞等,可以有效地疏通足三阴经和足三阳经,使气血充盈,从而滋养肾脏,健脾利胃,强壮腰肾;而前弓、内夹尾闾、后凸命门、刺激大椎穴等动作的转换,比如虎扑、虎举、猿啼、鸟伸等动作,可以畅通任督二脉,从而起到调节全身气血的作用。华佗五禽戏以经络及藏象学说为基础,强调心随意动、气随意行、意随形动,使得"外在肢节"与"内在脏腑"相协调,疏经通络,固精盈血,强健身心,从而达到延年益寿的目的。

六字诀与呼吸吐纳

六字诀是一套以呼吸吐纳为主的导引功法,由于简单易学、容易掌握且有良好的功效,深受老百姓的欢迎。六字诀最完整的记载见于《养性延命录》:"纳气有一,吐气有六……谓吹、呼、唏、呵、嘘、呬……"

吐纳是一种以呼吸锻炼为主的古老功法。自古以来,先贤就很注重吐纳之术。吐纳的记载最早见于距今2 400多年前战国时期的《庄子·刻意》:"吹呴呼吸,吐故纳新,熊经鸟申,为寿而已矣。此道引之士,养形之人,彭祖寿考者之所好也。"

战国时期的"行气玉佩铭"也是对行气的记载,1975年在长沙马王堆发掘时发现在藩王墓葬中,有一个十二面棱柱体的杖首,上面共刻了四十五字,记述了"行气"的要领,这是我国目前发现的有关气功的最早记录。著名历史学家郭沫若释读为:"行气,深则蓄,蓄则伸,伸则下,下则定,定则固,固则萌,萌则长,长则退,退则天。天几春在上,地几春在下。顺则生,逆则死。"

《黄帝内经》中"恬憺虚无,真气从之""呼吸精气,独立守神"等表明其非常注重呼吸运气。在漫长的发展历史中,很多道家学派或医家都形成了自己独特的吐纳功法,门类繁多,如调息法(踵息、行气、呼吸静功)、练吸法(食气、龟咽)、闭息法(胎息)和练呼法等,但这些功法多是秘传,普通人很难接触到。六字诀流传较广,属于练呼法的范畴。

古人为什么重视吐纳术呢?因为人体脏腑皆有自身节律,多数不受人的意识控制,比如我们无法控制自己的心跳节律,但是可以在一定程度之内控制自己的呼吸方式。道教养生重视呼吸吐纳导引法。《服气经》有云:"道者,气也。保气则得道,得道则长存。"《图书编》载:"肺在诸脏之上,而诸脏之气,咸由之以吐纳也。"因此,吐纳术能影响肺脏对"诸脏之气"的吐故纳新,从而达到调整五脏的目的。

具体的呼吸吐纳导引法,陶弘景在《服气疗病篇》中有详细阐述,指出当"以鼻纳气""以口吐气",是以"食生吐死,可以长存。谓鼻纳气为生"。陶氏认为"鼻内口吐"便可起到吐故纳新之效。他认为"从夜半至日中为生气，从日中后至夜半为死气"，既然欲长生当"食生吐死"，那么若在"生气"之时行吐纳之功，便可"身神具，五脏安"。他同时指出，"若天恶风猛、大寒大热时，勿取气"，就是说习修行气吐纳导引法也需注意外在自然环境的条件，如遇恶劣天气则不宜练习，这也符合道家"天人合一"的思想。陶氏还指出："行气之法，少食自节，动其形，和其气，志意专一，固守中外，上下俱闭，神周形骸调畅，四溢修守，关元满而足实，因之而众邪自出。"明确了呼吸吐纳导引法的注意事项。

六字诀法是将呼气与发音吐字相结合的特殊调息方法，在强化吐气作用的同时，通过特定的字音来震荡相应的脏腑及其经络，从而祛邪泻实、治疗疾病，或以泻为补，调整五脏之间、脏腑之间的关系。六字诀最初只是一种呼吸吐纳方法，没有特定的动作配合，主要是通过不同的发音和呼吸的配合来调节人体气机，达到调理身心的目的。这种静态的六字诀称为"内六字诀"。因为"内六字诀"不需要动作配合，所以练习起来自由度很高，无论是在坐车还是在开会，清晨还是傍晚，都可以练习。后来，随着传统六字诀的发展和变化，演变出一些有动作配合的形式，开始加入特定的手势、身体动作或者气功动作，结合六字诀的发音，逐渐形成了有动作配合的六字诀。

不只是古人对吐纳术青睐有加，现代医学也很重视呼吸锻炼。如现在临床上广泛应用的腹式呼吸、缩唇呼吸、肋间呼吸、横向呼吸等，都是为了锻炼相应的呼吸肌，纠正呼吸模式，从而提升肺功能，改善循环。

近年来，国家体育总局等机构对六字诀进行了进一步的研究和发展，结合更多现代运动科学理论，制订了一些包含动作配合的六字诀练习方法，使其更符合现代康复训练的需要。

治肝六气法

"嘘"音 xū，属牙音。发音吐气时，嘴角后引，槽牙上下平对，中留缝隙，槽牙与舌边亦有空隙。发声吐气时，气从槽牙间、舌两边的空隙中呼出体外。大嘘 30 次，浅嘘 10 次。适用于肝阴不足所致虚热症状。习练至症状缓解即可停止。

治心六气法

"呵"音 hē，为舌音。发声吐气时，舌体上拱，舌边轻贴上槽牙，气从舌与上腭之间缓缓呼出体外。大呵30次，浅呵10次。"呵"字能调动心脏之气机，降心气下行；火热之气可以通过"呵"字降下泻出，故有"呵以下气""呵去烦满""去心家劳热，一切烦闷"之说。习练至症状缓解即可停止。

治脾六气法

"呼"音 hū，为喉音。发声吐气时，舌两侧上卷，口唇噘圆，气从喉出后，在口腔中形成一股中间气流，经噘圆的口唇呼出体外。大呼30次，浅呼10次。"呼"字能调动脾脏之气机，其音升降之力不大，微有升意，有助脾化食之功。唯应谨防过度，习练至症状缓解即可停止。

治肺六气法

"呬"音 sī，为齿音。发声吐气时，上下门牙对齐，留有狭缝，舌尖轻抵下齿，气从齿间呼出体外。大呬30遍，浅呬30遍。"呬"字调动肺脏之气机，能降肺气，也能令肺气走散于四肢以解劳乏，故有"呬以解极""去劳乏""却疾急行呬字诀，上焦火降肺安然"之说。习练至症状缓解即可停止。

治肾六气法

"吹"音 chuī，为唇音。发声吐气时，舌体、嘴角后引，槽牙相对，两唇向两侧拉开收紧，气从喉出后，从舌两边绕舌下，经唇间缓缓呼出体外。大吹 30 遍，浅吹 10 遍。"吹"字能调动肾脏之气机，令肾气上行，因肾中元气上充，腹中寒气自散，寒结自去。故有"吹以去寒"之说。习练至症状缓解即可停止，下元素亏之人，更应慎重，且忌过度。

治胆六气法

"嘻"音 xī，为牙音。发声吐气时，舌尖轻抵下齿，嘴角略后引并上翘，槽牙上下轻轻咬合，呼气时使气从槽牙边的空隙中经过呼出体外。本法去胆病。除阴脏一切阴干盗汗、面无颜色、小肠膨胀、脐下冷痛、口干舌涩，数"嘻"之乃愈。习练至症状缓解即可停止。

八段锦的前世今生

八段锦是中国古代的一种导引功法,形成于宋代。古人把这套动作命名为"锦",意为舒展优美,如锦缎般柔顺,又因为功法共分为八段,故名"八段锦"。此套功法的八个动作分别为两手托天理三焦,左右开弓似射雕,调理脾胃须单举,五劳七伤往后瞧,摇头摆尾去心火,两手攀足固肾腰,攒拳怒目增气力,背后七颠百病消。

八段锦按习练体势分为立式八段锦和坐式八段锦。八段锦基本沿着坐式和立式两条路线演变,这是八段锦相对于易筋经、六字诀、五禽戏等功法的独特之处。坐式八段锦在宋代占据主流,而立式八段锦在南宋时期逐渐与其他功法区分,形成功法歌诀。明清时期多部医学和养生著作均收录过坐式八段锦的功法内容,且众多武术家在原有八段锦的基础上,结合自身经验及其他导引功法,演变出"十二段锦"和"十六段锦"。

近代,武术家又改造八段锦形成南北两派,称为"文八段锦"和"武八段锦"。2004年,国家体

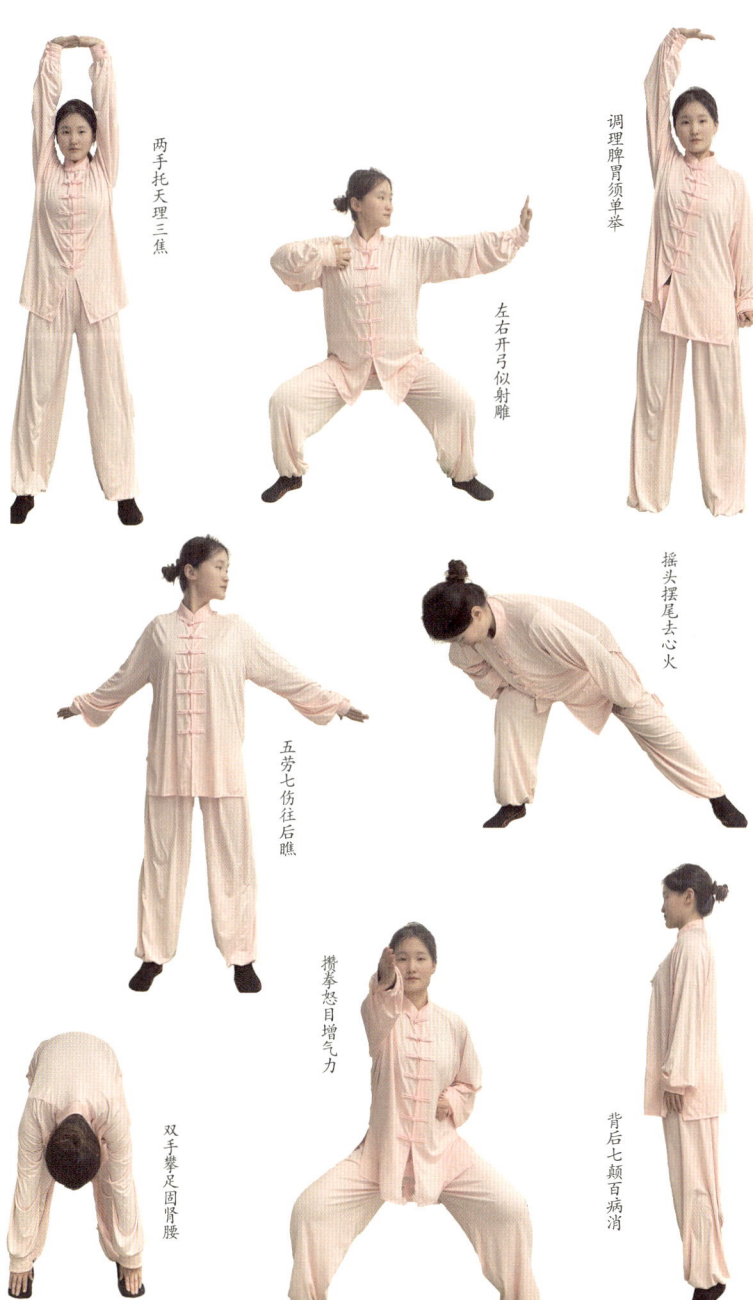

八段锦

育总局在立式八段锦的基础上对传统八段锦功法进行整理，编成"健身气功·八段锦"，深受人们喜爱，八段锦的知晓率也随之提高，现在小区、广场随处可见人们习练八段锦的身影。作为疾病预防、治疗、康复的辅助手段，八段锦甚至成为新晋"网红"，越来越多的人从中获益。

易筋经的派别知多少

据统计，以易筋经冠名的功法有100多种，有些版本内容存在相近之处或是在某几个版本的基础上增减而成，有些版本随着时间演变或名家大师的离世而失传。但是紫凝易筋经、古本易筋经、健身气功·易筋经是众多版本中流传广、影响大、具有代表性的版本。这三个版本的内容相对完整，在易筋经的传承发展中，起到了承上启下的作用，对后世影响很大。

紫凝易筋经

有专家认为，易筋经为明代天台山紫凝道人宗衡于明代天启四年（1624年）所撰，因此又被称为"紫凝易筋经"。紫凝道人将道教南宗修持功法和中华武术融合于一体，提出了"内壮外强、内坚外勇"统一论，形成了较为完整的功法体系。

紫凝易筋经共分八式：第一式沐浴守中、第二式铁牛犁地、第三式海底归元、第四式两仪融清、第五式摘星望月、第六式神象飞精、第七式鼎立乾坤、第八式归元丹田。

紫凝易筋经是主要在站桩体位下习练的一套功法，没有步法，相对有步法的易筋经更为简单，这样可以有效避免动作的代偿、肢体不协调、膝关节磨损的问题，习练更为安全，故适合初学者练习。

古本易筋经

古本易筋经十二势导引法，简称"易筋经十二势导引法"，以《易》为哲学基础，《素问》《灵枢》为理论指导，通过伸筋拔骨、吐故纳新等方法，达到强筋壮骨、固摄精气、濡养脏腑、涵养心性的养生保健效果。易筋经十二势导引法动作主要由"肢体规范"和"仿生运动"两大部分组成，其机制源于导引养生学"聚精、养气、存神"三要素，具有"调整呼吸，提高人体代谢功能和免疫功能；调整体形，一张一弛，消除人体生理障碍；调整意念，消除人体心理障碍"三大显著功效。

古本易筋经包括韦驮献杵第一、第二势，摘星换斗势，出爪亮翅势，倒拽九牛尾势，九鬼拔马刀势，三盘落地势，青龙探爪势，卧虎扑食势，打躬势，掉尾势，收势，共十二势。

健身气功·易筋经

健身气功·易筋经由国家体育总局健身气功管理中心于 2003 年创编，既继承了传统易筋经十二势的精要，又融入了时代的特色，是传统健身养生文化的又一次升华。2020 年 7 月 22 日，国家体育总局再次发布《健身气功推广功法目录》，健身气功·易筋经位居 11 个健身气功之首，被重点推荐，充分证明了其重要地位和价值。

健身气功·易筋经主要分为韦驮献杵第一、第二、第三势，摘星换斗势，倒拽九牛尾势，出爪亮翅势，九鬼拔马刀势，三盘落地势，青龙探爪势，卧虎扑食势，打躬势，掉尾势，共十二势。

这十二势招式的练习与十二经筋及十二经脉息息相关，习练中呼吸和意念需配合经脉运行，并以伸拔关节、强化肌肉骨骼来训练周身筋骨。通过疏导经筋，影响经络，促进气血循行，达到濡养脏腑、固本壮内、扶正祛邪的效果。

太极拳与导引

太极拳与导引的共性

太极拳作为内家拳的一种，也可列为广义的导引范畴，属于导引之动功。作为深深根植于中国传统文化的两种运动形态，在漫长的历史进程中，二者相互影响、相互渗透，无论是动作的外部形态还是内在的价值理念，都表现出越来越多的共性特征，

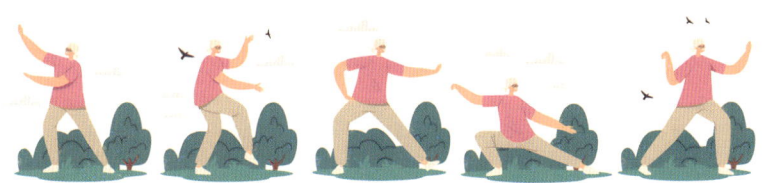

太极拳

以致有的研究人员和习练者将其混淆。

近年来,一方面,主张"随曲就伸、舍己从人"的太极拳,其技击理念逐步弱化,健身理念更为深入人心,太极拳与导引在群众体育健身中已经融为了一体。另一方面,在项目分类上,很多研究者将太极拳与导引归属于传统体育养生的范畴,从体育养生的角度来研究太极拳。因此,无论是从理论还是实践中,对二者共性的表达越来越多。这在一定程度上影响了其各自的技术走向。但是,不能忽视的是,导引之术与太极之拳,终究有着本质的不同。

太极拳与导引的差异

太极拳与导引以中国传统文化为基础,均是以缓慢柔和的肢体运动作为外部表现形式的两种运动形态,在"共性"的背后,实际上隐含着"个性"。

作为武术的一个拳种,尽管太极拳在几百年的发展中综合了各家拳法之长,融合了阴阳、五行、经络学说,结合了导引吐纳,形成将意识、呼吸、动作融为一体的内家拳法。但太极拳终究是"拳",追求"技击之道"是太极拳区别于导引的本质特征,也是武术运动的共性。太极拳在技击方法上讲究"以静待动、以柔克刚、后发制人、攻守相寓、舍己从人"的技击理念。虽然太极拳在社会变迁中其价值诉求逐步向多元化方向蓬勃发展,强身健身的作用日渐凸显,但攻守兼备依然是其内在的价值诉求,失去了这一点,"拳"将"非拳"。

导引与太极拳的技击之道大相径庭。从历史发展的脉络来看,导引在我国的发展演变实际上要久远得多,太极拳形成于明末清初,而早在两汉三国时期,黄老之学的兴盛及王公贵族对长生不老的追求便促成了导引的进一步发展。导引术作为一种具有明确健身和疗病作用的医疗体操被医家和养生家广泛应用。从疏筋消肿的宣导舞,到熊经鸟伸、吐故纳新的导引养生术,再到以五禽戏、八段锦、易筋经为代表的传统体育养生功法,导引逐步形成了保精养气、调心养神、形神共养的技法特色,并凝聚内化为"三调合一"的技法理念。"三调合一"是指调身、调息、调心的完整统一,即在功法习练上注重内外兼修,形、气、意的合一。所谓"调身",是以形导心,通过肢体动作,使身心处于松静自然的状态；"调息"，是为了配合调心顺利进行，进入功法练习状态，在习练时，注重动作与呼吸的配合；"三调合一"是导引养生功法基本的技法理念，是通过运用意识和呼吸，将身心调整为自然、宁静、有序的和谐状态。可见，注重"技击之道"的太极拳术与讲究"三调合一"的导引之术在内在特征上，有着根本差别。

除此之外，太极拳的"慢"与导引术的"慢"，除了在动作速度上表现一致外，存在着显著的不同，导引注重缓慢柔和、抻筋拔骨，太极拳则讲究刚柔并济、松静圆活。正确认识导引和太极拳，选择适合自己的体育项目，加以科学持续的练习才能达到健身效果。

功法锻炼一定要配合呼吸吗？

很多练功爱好者在初学功法时总会问一个问题："功法锻炼一定要配合呼吸吗？"针对此问题，我们建议在功法初学阶段自然呼吸，随着后续功法的熟练和技术水平的提高，再逐步对呼吸提出要求。

《黄帝内经》中有导引行气之说，据蒙文通先生考证，至少在殷商时期就已有导引、吐纳之术。《庄子·刻意》明言："吹呴呼吸，吐故纳新，熊经鸟申，为寿而已矣。此道引之士，养形之人，彭祖寿考者之所好也。"这段文字不仅明确提及导引，而且间接给出了导引一词的定义，李颐进而注导引为"导气令和，引体令柔"（《庄子集释》卷六上《刻意》），这就表示，导引是呼吸吐纳与形体运动相配合的养生之术。

行气旨在调节呼吸之气，以达到气息的平和状态。功法锻炼中的呼吸吐纳是指吐出肺中浊气，吸进清新的空气，即吸清吐浊，吐故纳新。但需注意的是，初学功法，应专注于形体动作的学练，不必强硬要求配合呼吸，采用人本能的、无主观控制的自然呼吸即可。这样既可较快地掌握动作要领，又有利于保证呼吸的平稳顺畅。多数人的自然呼吸是胸式呼吸，少数经过特别训练的人可以采用腹式呼吸。其实人类进化前期的自然呼吸是腹式呼吸，进化到直立行走后，肺部上升、扩张，逐步由腹式自然呼吸进化为胸式自然呼吸。初生婴儿是由腹式呼吸慢慢变为胸式呼吸，在一定程度上印证了人类呼吸方式的演变过程。

功法锻炼可配合很多呼吸方法，如自然呼吸、腹式呼吸、胸式呼吸、逆腹式呼吸、提肛呼吸等，具体的呼吸方法因不同功法的要求并不相同。如易筋经采用自然呼吸法，而六字诀采用逆腹式呼吸法，五禽戏和八段锦大多采用自然呼吸法，待动作熟练后改用腹式呼吸法。功法锻炼要求呼吸达到细、深、匀、长的要求，也就是老子所说的"绵绵若存，用之不勤"。

功法锻炼的自然呼吸与完全本能的自然呼吸并不完全相同。初学阶段的自然呼吸也自然遵循着以形导气、以气运身、起吸落呼、开吸合呼的规律。这种自然呼吸也可以随着形体动作达到不调自调的状态，从而自然而然地运用吸、呼、屏、止四种动作。初学阶段呼吸的基本特征就是"无控自然"，太过刻意追求呼吸的细、匀、深、长，追求呼吸与动作的配合，可能会让呼吸成为心理负担，出现头晕、恶心、心慌、气短等现象。要因人而异，量力而行，动作与呼吸的配合要顺其自然，在循序渐进中进入不调而自调的状态。在动作熟练的基础上，呼吸与动作结合时是起吸落呼，开吸合呼，蓄吸发呼，在每一段动作中的松紧与动静变化的交替处，采用闭气的方式，进而学会腹式呼吸、逆腹式呼吸、提肛呼吸等方法，并使呼吸达到深、细、匀、长的状态。因每个人的肺活量、呼吸频率存有差异，功法的动作幅度也有大小、长短之别，对呼吸的方法要灵活运用，不可生搬硬套，如气息不畅应随时进行调节。在动作里"找"呼吸，身体更能受用。

呼吸训练也可以作为单独的训练项目进行，对于在运动中容易气短的人来说，进行单独的呼吸训练可以帮助提高肺活量、改善呼吸控制，从而在功法锻炼中更好地保持稳定呼吸。这种练习还有助于改善身体对氧气的利用效率，减少气喘等问题的发生。深入学习和实践正确的呼吸技巧，将呼吸训练得深、细、匀、长再配合动作，则能事半功倍。

功法练习的注意事项

刚开始习练功法的"小白",难免会产生一些困惑与问题。下面我们来了解一下,习练功法有哪些注意事项。

因人而异

通常情况下,对于一种功法而言,人们总喜欢问需要练多久、练几遍等问题。导引作为一项老少皆宜的运动,其运动量有两个标准可以参照。一是基本标准,即通常情况下大多数人都可以做到的标准。导引功法练习的基本标准是一般情况下,一周应不少于3次练习,每次练习20~40分钟,加上开始的准备活动和结束的拉伸运动,一次练习时间在50分钟左右。二是因人而异的标准。当健康条件不允许时,可在一天中选择合适的时间安排1~2次练习,每次练习15~30分钟,每个动作1~2遍,也可将整套功法拆开,选择适合自己的动作来练习。

体育运动员的运动天赋超乎常人,他们在从事体育运动时游刃有余,但这种运动天赋不是人人都有的。一部分人生来体质强健，也有部分人体质较为孱弱；有些人天生手长腿长、四肢协调，也有部分人运动协调能力较差，这都是生来运动能力差异化的表现。由于个体间存在性别、年龄和身体素质等方面的差异，功法之间的难度、基本功要求也各不相同，因此习练者必须结合自身的实际情况选择与自己相适配的功法。

目前国民对八段锦的认可度越来越高，但是八段锦对很多人来说是有难度的。八段锦中的马步站桩对个体的下肢力量、身体协调和中正体态均有要求，若自身下肢力量不足，或者中老年人本身就有下肢关节病痛，易导致疼痛加剧，因此不建议大家"咬着牙"练习，可以先选取功法中的3~5式练习，循序渐进，直至习练整套功法，也可以在习练功法的同时强化基本功练习。

循序渐进

对于功法习练者来说，基本功也很重要。相传在清朝有一位老财主想让五岁的儿子学武术，于是找了当地最有名的武者。没想到三年过去了，儿子还是每天练马步，老财主看在眼里很是失望，认为武者没什么本事，于是委婉地跟武者说自己的儿子不是练武这块料，干脆不让他学了。武者听闻一笑，恰好此时他们在二楼，武者便抓住老财主的儿子，扔到了楼下。老财主被吓得面容失色，却发现儿子正稳稳当当地扎着马步。

这个小故事恰好说明了基本功的重要性。基本功好比是盖楼前打的地基，地基稳定牢固，后期的功法练习才能如虎添翼。虽然经常习练太极拳可以强身健体，但如果急于求成，轻视了基本功的习练，也容易产生不可逆的损伤，所以一定要注重基本功的练习。

练功的循序渐进也体现在运动量、运动强度的调整上。习练者可根据每次习练后的状态调整运动量。如果练功后感觉精神愉快、脉搏稳定、血压正常、食欲及睡眠良好，次日身体无不良反应，则说明运动量基本适宜；反之，如果感觉身体明显疲劳，脉搏长时间得不到恢复，食欲不振，睡眠不佳，或若将疼痛感分成十分，超过三分的，说明运动量过大，应及时调整降低运动量和强度。习练中务必遵循循序渐进、量力而行、因人而异的原则,科学合理地安排运动量,不可逞能。

防风防寒

风,指自然之风,亦包含潮气、湿气、寒气、冷气等。古人有"风寒所灾,百毒所伤""风为六邪之首"之说。古语云:"避风如避箭。"风无形,常伤人于无形,古人十分注重防风。《老老恒言》在谈及风邪致病时说:"风者,百病之始也。"《黄帝内经》亦如此说。因此,习练功法时应注意"避风"。

对于练功时间,没有严格的规定,可根据具体情况灵活掌握、妥善安排。练功前应使衣着的宽紧和冷暖适度,除去眼镜、手表、帽子等物,宜穿平底布鞋,练功场所要温度适宜、空气流通。一般来说,早上升阳,宜习练动功,晚上宜滋阴,以习练静功为佳。早上习练可以微出汗,但晚上以尽量不出汗为原则。

形神合一

在导引的习练过程中练"神"与练"形"是合在一起的,应同步进行,身体缓而节律的运动状态与意念活动的单一和情绪平静相应,力求寓静于动,随着导引层次的提升,会进入形神合一的状态。

《黄帝内经》提到"心者,君主之官,神明出焉",说明心安才能神安。生命系统和自然的天道之神处于和谐的状态,清净和谐是气血按照固有节律在体内流通的前提,也是做好导引的基本前提。导引首先要求排除杂念归于清净,尽量避免在嘈杂环境练功,不宜过饥、过饱。习练导引时力求面容安详,眉头舒展,嘴角微微上扬。收回心神,只关注自己,不宜说话交流和听音乐,也不宜思虑,做到精神内敛。同时尽量保持动作的圆活、连贯和匀速,正如葛洪所说"导引之道,务于祥和,俯仰安徐"。

此外,练功时保持自然呼吸即可。功法宜配合起势、收势,起势可以帮助练习者更快入静,而收势可以更好地引气归元。

我们在前面提到过脊柱柔韧的重要性，脊柱是全身的主要平衡构架，我们平时走路、跑步，甚至是端起一杯水，都要先启动核心才能完成。保证脊柱的柔韧和核心的力量是我们完成动作的前提。导引的许多招式是针对躯干设计的，通过缓慢有力的牵伸或是旋拧脊柱，增加其柔韧性，同时训练核心的力量，增强核心稳定性。这种注重脊柱功能的思想与现代康复理念中先躯干而后四肢的原则不谋而合，古人用实际行动告诉我们导引的真谛，那就是"为寿而来"，我们应该继续传承和发展这份宝贵的财富，努力做到"尽终其天年，度百岁乃去"。

03

导气令和，引体令柔

华佗、孙思邈、陶弘景等古代大医都是导引的践行者。导引是什么？有什么作用？晋代李颐曾将导引客观地总结为"导气令和，引体令柔"，强调其通过增强有形之体推动无形之气，引伸肢体使周身经络通畅、气血条达、五脏安和，达到阴平阳秘的平衡状态。导引与现代运动不同，不追求体育竞技的更高、更快、更强，也不强调过分训练肌肉力量，亦不专注于增强柔韧性，目的很明确，"为寿而已矣"。

导引动作缓慢、有力、极势、牵伸、形神共养，与道家"贵柔"思想有共同之处。正所谓"人之生也柔弱，其死也坚强。草木之生也柔脆，其死也枯槁"。

导引正是通过这种"柔",增强脊柱等人体部位的柔韧性,达到"骨正筋柔,气血自流"的健康状态,乃至"动作不衰"度百岁。由此可见,导引作为一种"形神兼养"的中医运动康复疗法,值得大家日常习练。

导引的对象是经筋

人体中有经络和经筋两大系统，经络伏行于经筋之间，负责气血运行，深而不见；经筋是一切软组织的基础，首见于《灵枢》。探究其含义，《说文·筋部》云："筋者，肉之力也"，意思是筋是肉体力量的载体，"从力，从肉，从竹"，表明筋具有如竹般的柔韧性，并能在主观意愿的驱动下产生力量。《灵枢》中，筋主要指代的是现代解剖中肌腱、肌肉、韧带、筋膜等一切软组织。《素问·五脏生成论》中提到"诸筋者，皆属于节"，《素问·痿论》中亦指出"宗筋主束骨而利机关也"……由此可见，筋不仅传递和调节力量，还在维持身体运动协调、支撑骨骼及约束关节活动中起到关键作用。

经筋是古人对十二条运动力线及其相关组织功能的高度概括，又称"十二经筋"，是十二经脉之气结、聚、散、络于筋肉、关节的体系，受十二经脉气血的濡养和调节。经筋附于骨和关节，具有约束骨骼、主司关节运动的功能。经筋除了附于骨骼外，还遍布于躯体和四肢的浅部，对脏腑与周身各部分组织起到一定的保护作用。古人关于经筋也有相关论述，《素问·痹论》篇明确提到"夫痹之为病……在于筋则屈不伸"。张介宾在解释《素问·生气通天论》"短为拘"时也说："大筋受之则血伤，故为短……短故拘挛不伸。"从正常身体运动角度来看，肢体的伸长运动，本身就是"引"筋的过程，如"正信（伸）两足三十，曰引阳筋"等。

导引动作将"抻拉"与"松匀"相结合，带着"暗劲"，采取匀速而重复的训练方法，柔性舒展所引部位的经筋，以锻炼筋肉的内外相合与协调性，使得筋所汇聚的关节弹性增强，屈伸旋转灵活，从而促进经脉气血畅通无阻，故导引牵伸的对象就是经筋。

经筋与经脉相辅相成

《黄帝内经》中专有《经筋》篇与《经脉》篇，凡提及"筋"处多用"经筋"一词，可见其与经脉密切相关。十二经筋联缀百骸、维络全身的分布情况在体表与经脉分布大体相近，人体腔布散筋膜而不属络脏腑。在四肢，三阳经筋分布于外侧，三阴经筋分布于内侧；在躯干，三阳经筋相对分布于体表，最后结聚于头面，三阴经筋相对分布于体内，最终布散于胸腹。经筋因入体腔而不属络脏腑，故不如经脉与脏腑般关系密切，但经筋有赖于脏腑化生的气血津液的濡养而发挥"主束骨而利机关"的作用。经筋深入体腔，对维持内脏器官的相对稳定、气机顺畅具有一定作用。经络是一个复杂的系统，涵盖了经脉、络脉等，是气血运行的通道，负责将气血输送到全身各个部位。

经筋始发于足太阳之筋，向心循行，带状分布，起于四末，终于头身，布散头面，润运九窍，其分布之广，更集中地体现着人体筋肉的功能与作用，具备一定的整体性。若经筋出现疼痛结点、变短或挛缩等问题，可能会压迫经络，进而影响经脉的气血运行，如果经筋短拘，则经络会受到牵制而变短。气血不足时，经筋缺乏濡养，二者互相影响，形成恶性循环。经筋的"主束骨而利机关"的功能，直接影响躯体四肢之中藏于经筋的经脉，合理适度的运动能促进血液循环，尤其是能加强经脉回流，增强脏腑功能，调整生理功能，体现了经筋对经脉的良性调整作用。

因此，经络和经筋相互联系、相辅相成。经络负责气血的传输和调理，经筋则在这个过程中起到了支撑和连接的作用；气血通过经络输送到各个部位，经筋则负责在运动和活动中传递力量，使身体各部分协调运作。

中正的体态是健康的基础

中正的体态

何为中正？不偏不倚、无过无不及，即"中正"。体态的养成，一定是建立在"正"的基础上，人正，身正，心正，形正，气正，眼正，口正，呈中正之态。古人云："体不正，则形无力。骨不正，则气无力。气不正，则意不宁。意不宁，则神散乱。"意思是如果一个人身不正，就会看起来有气无力。反之，骨正身正，则看起来气定神闲，威仪自然。

站坐卧行皆应注意中正之姿。正确的体态要做到站有站相，坐有坐相，正如古人所言"坐如钟、站如松、行如风、卧如弓"，即站立时，应双目平视，身体与地面垂直，重心放在两前脚掌上，上身保持自然挺直，挺胸收腹，下巴内收，双肩保持水平，两臂自然下垂，下半身自然挺拔，脚跟并拢，脚尖张开约45°或成小"丁"字形。坐位时应上身自然坐直，两肩放松，双腿自然弯曲，双膝并拢，双手放置于膝上或椅子扶手上。行走要像风一般快而有力，睡觉时像弯弓一样弯曲身体。

除了"身正"，"心正"同样至关重要。所谓"心正"，即内心的平衡与清净，表现为情绪稳定、思维清晰及内心宁静。《礼记·大学》记载："自天子以至于庶人，壹是皆以修身为本。"治国，先得修身。修身，先得正心。内外兼修，才能实现整体健康与和谐，这正是导引所强调的核心理念。

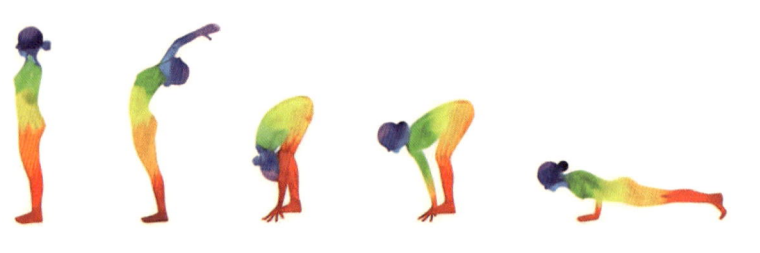

气亦要正。《黄帝内经》指出:"正气存内,邪不可干,邪之所凑,其气必虚。"正气是抵御外邪的根本力量。它不仅指生理上的健康,还涵盖了个人的精神、气质和道德力量。浩然正气存于胸中,走正道,行善举。正气既守护身体,也塑造内心的坦荡与从容。

中正与健康

体态讲究"中正"之美,维持中正的体态有助于身体的健康和内在精神状态的平衡。通过练习正确的姿势、中正的体态和身体平衡,可以改善身体结构,并预防不必要的损伤。

人体骨骼和肌肉相互协调,共同维持体态平衡,而当某些肌群过度紧张或放松,便会导致体态失衡,偏离中正,形成不良体态。不良体态的成因通常是多方面的,不仅跟工作、生活习惯、职业

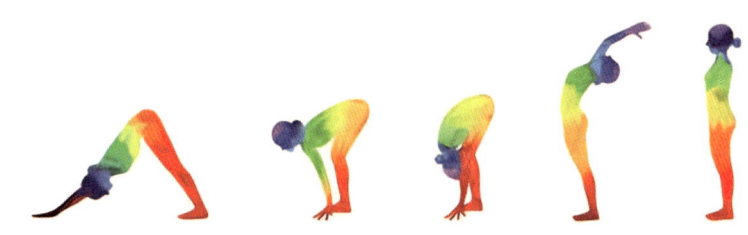

体态

特性有关，还跟遗传因素、年龄、病理性因素甚至人的心理情绪息息相关。随着现代生活方式的改变，体态问题日益突出，成为公众关注的焦点。

研究发现，近 1/4 的青少年存在手机使用频繁致成瘾的问题。电子产品的过度使用、久坐导致体态问题日益严重并趋向年轻化。青少年时期是生长发育的关键时期，也是不良体态的高发期。常见异常体态包括脊柱侧弯、头前伸、高低肩、驼背（胸椎后凸）、骨盆前倾等。资料显示，50% 以上的小学高年级学生、中学生及 80% 以上的大学生有不同程度的身体姿态异常问题，但大多数青少年没有采取相应的矫正措施或者不知应通过何种途径矫正，严重影响青少年的身体发育和身心健康。

"少年强则国强"，挺直的体态不仅关乎精神风貌，更事关青少年的体质健康，那么如何让体态回归并保持中正呢？具体做法见第五章提质增慧正脊功。

中正在导引身法上的体现是立身中正，无所偏倚。立身中正是一个自然而然的姿势，无一处是勉强的。不能仅仅认为从鼻尖到肚脐垂直一条线就是中正的，导引中各招式变化万千，身体形态也随动作不断调整，但无论招式如何转化，身体如何变动，重心始终都在支撑面上，心气祥和端正，身形无论往左、往右，还是往前、往后，抑或是静止、运动，周身皆俱松活，皆守平衡。

"以心中浩然之气，运于全体，虽有时形体斜倚，而斜倚之中自有中正之气以宰之"。全身上下中气贯通，周身内外一气流转，自然中正不偏。练功时保持身桩端正，立身不偏，中气才能贯于心肾，通于脊骨之中，行于四肢骨髓之内，自得养生保健之效。

"引"如开弓

《说文解字》言：引，开弓也。由此可见，"引"字表达将弦拉开使弓撑满的过程。那么接下来就让我们从拉弓的过程中感受一下导引的动作特点。

首先，我们想要拉开一把弓，不用力是不可能的，"挽雕弓如满月"的过程一定是一个持续用力到极势的过程，这也就体现了导引的第一个动作特点——用力到极势。这说明导引不是被动牵伸，而是像开弓一样，通过用力到极势将自己的身体牵伸到极致。

其次，如果我们开弓时两手往同一个方向用力，那就无法拉开弓弦。我们必须两手往相反的方向用力，才能把弓弦拉开，这就体现了导引的第二个动作特点——对争。通过发对争的力，或一左一右，或一上一下，将身体的经筋对拉拔长到极点，从而对身体进行系统牵伸。

最后，拉弓的动作一定是缓慢柔和的，只有慢慢地发力才能把弓拉满。同理，我们练习导引的时候也要保持动作的缓慢柔和，只有这样才能把每个动作都练到位而又不损伤身体。

导引如开弓，只有专注于自身，心神内守，缓慢柔和地发对争的力直到极势，才能做到位。

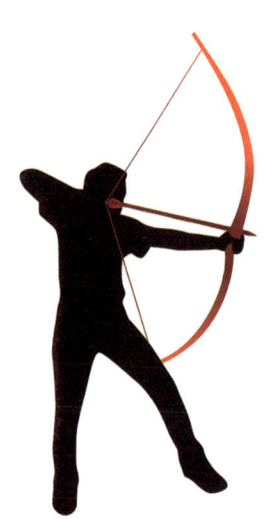

引如开弓

导引贵柔

婴儿时期人的身体很柔软,我们常会发现小朋友轻而易举能做到的动作,成年人很难完成。对于我们每个人来说,从出生到死亡就是一个从柔软到僵硬,最终走向衰弱的过程,因此,从某种程度上讲,柔软象征着生机。

人体有206块骨骼,但有300多个关节,而关节就是为运动而设计的。若关节僵硬,将会直接影响经筋的柔韧性。中医认为,经筋具有约束骨骼、有利关节运动的功能,是关节活动的动力。但如果经筋僵硬,收缩力量不够,便无法很好地主束关节运动,进一步加重关节的僵硬程度,久而久之形成恶性循环,严重影响运动能力。

导引通过做到极势的动作缓慢牵伸经筋,将已经僵硬的软组织徐徐拉开,增加软组织的柔韧度,恢复至正常的关节活动范围,同时软组织的松解也减轻了对经脉的压迫,为经络留有空间,让气血正常流通,让身体回到原始的健康状态。

值得一提的是，脊柱的柔韧性也很重要。脊柱之于人体相当于房子的顶梁柱，起着决定性的支撑负重、减震、保护和运动等作用，脊柱僵硬对人体的危害是不可忽视的。李义凯博士曾说过："衰老不是从眼角的第一道皱纹开始，也不是从第一根白发开始，而是从身体，特别是从脊柱开始的，其柔韧性的减弱是人体衰老的最早症状。"当脊柱越来越僵硬，背部的肌肉就更易劳损，腰酸背痛也就自然会产生，在腰酸背痛的同时亦会引起内脏功能的变化。从脊柱发出的脊神经，除支配肌肉外，还支配内脏，支配内脏的这部分神经叫自主神经，若其功能紊乱，则可造成躯体和内脏供血不足，气血循环不畅。

导引大多数动作的设计强调躯干，通过脊柱的旋拧、逐节屈伸来充分打开脊柱关节，增强周围软组织的柔韧度以提高脊柱整体的柔韧性，继而改善组织器官功能，通过自我主动的运动康复启动自愈力，最终回归健康水平。

抻筋拔骨，通经络

前面提到，人从出生到死亡，筋骨由柔韧逐步趋向僵硬，这也是生命力由旺盛趋向老化的反映。柔韧是生命力旺盛的表现，若能炼养全身气血使之柔顺如孩童，使人的筋骨关节从僵硬恢复至柔韧，那么就能很好地延年益寿。古人非常注重筋骨强劲，《黄帝内经》中说道："骨正筋柔，气血以流，腠理以密，如是则骨气以精，谨道如法，长有天命。"这意味着抻筋拔骨能将骨架周围的韧带拉开，能改善骨架周围的血液循环使之畅通，从而为骨架提供充分的营养；同时，椎骨周围的神经舒展不受压迫，骨架舒展灵活，身体活动更加自如。

气血是中医特有的概念，它随经络运行于分肉之间，起到濡养经筋、滑利关节、联络脏腑的作用。气血受经筋裹束，气血变化贯穿经筋生理病理过程，因此气血的变化反映了经筋的状态。气血失和导致肢体肿痛、关节不利；筋结病灶点卡压则气滞与血瘀并存；久而久之，累及经络脏腑功能而导致筋性脏腑病。气血流经筋结部位时会费力，若关节与筋骨抻开则利于气血流动，辅助经络气血运行通畅。

关于导引的诸多著作中，常提到导引动作要"极势""尽势"，其动作特点可起到极势拉筋的作用。许多运动都无法像导引动作一样有抻筋拔骨的作用。导引动作通过"引伸肢体，动诸关节"运行的总特征。"抻拉"动作技术与"松紧结合"的实施过程，直接作用于目标部位的经筋，通过良性刺激松解筋肉血脉，拉伸筋骨关节，从而缓解经筋的紧张状态，促进经脉气血的畅通，达到"筋缓气通"的效果。经过反复练习，不仅能够增强肌腱和筋膜的本体感觉，还能提高关节的活动度，进一步增强身体的稳定性与协调性，使动作保持灵活与高效。

缓中有劲，增气力

导引动作具有紧而不僵、松而不懈、刚柔并济、张弛有道、如提重物的特点。想要达到以上要求，首先要做到缓慢，缓慢的伸展动作实则练习的是动作控制，若要用"拉弓"来比喻的话，导引动作要做到"手中无弓似有弓"，意思是拉开弓时既要缓慢又要带着劲。

在缓慢且用力的过程中，这种极势、缓慢的动作涉及不同部位的肌肉，强化了核心肌肉群，尤其是腹部、背部、臀部和腿部肌肉，久而久之增强了肢体的力量，提高了身体的柔韧性、平衡和核心稳定性，同时改善了身体姿势的不对称性。动作虽缓慢，但能拉伸肌肉、筋膜和肌腱等软组织和结缔组织，提高关节的运动能力，改善软组织的僵硬挛缩状态，阻止无弹性的软组织和关节活动之间因互相代偿而产生的恶性循环。随着练习时间的增加，力量会逐渐提高，从而提升运动能力和生命活力。

导引动作还可看作一种离心运动，医学研究表明，离心运动是最省力、效果最佳、最适合老年人的运动方式。在缓慢用力过程中，肌肉的负荷大于肌肉产生的力，肌肉被拉长，因此导引动作的主观用力较小，但肌肉负荷较大。肌肉缓慢收缩时会优先调动快肌纤维，也可能调动以前不活跃的运动单位，增加机械张力，随着练习时间的增加，肌肉力量也会增大。相比于其他运动，离心运动对肌肉的适应性更强，能够用更少的能量完成更多的工作，降低损伤风险。此外，离心运动相比向心和等长运动，募集的运动单位较少，但在皮层占据的区域更大，因此神经系统能够更精细地控制肌肉，减少不必要的能量消耗，延缓疲劳。

动作不衰享天年

世界卫生组织关于健康的定义是：健康乃是一种在身体上、精神上的完美状态，以及良好的适应力，而不仅仅是没有疾病和衰弱的状态。《素问·上古天真论》有言："余闻上古之人，春秋皆度百岁，而动作不衰。"这是我们古人提出的健康标准：百岁之龄，仍能行动自如，步伐矫健。

《素问·上古天真论》对于男子有这样的描述："丈夫八岁，肾气实，发长齿更……三八，肾气平均，筋骨劲强，故真牙生而长极；四八，筋骨隆盛，肌肉满壮；五八，肾气衰，发堕齿槁；六八，阳气衰竭于上，面焦，发鬓颁白；七八，肝气衰，筋不能动；八八，天癸竭，精少，肾藏衰，形体皆极，则齿发去。"从上面的叙述中我们不难看出，古人非常注重筋骨在人体中的作用，用筋骨的强与弱象征着人体生命力的盛衰，将人的出生至死亡过程通过筋骨的强弱变化生动地体现出来。我们在日常生活中，往往通过背影可以大致分辨出老年人与年轻人。年轻人在体态上往往腰杆挺直，步伐矫健，而老年人则常常佝偻着背，步履蹒跚，甚至连转身回头都比较吃力。我们常说，"人老先老形"，衰老的标志并非始于皱纹或白发，其实动作能力的减退是衰老最早的信号。

　　我们在前面提到过脊柱柔韧的重要性，脊柱是人体最大的运动器官，同时也是全身的主要平衡构架，身体的大部分动作，都需要它的适当调整才能进行下去。例如我们平时走路、跑步甚至是端起一杯水，都要先启动核心的力量才能完成这些动作。保证脊柱的柔韧性和核心的力量是我们完成动作的前提。导引的许多招式都是针对躯干设计的，通过缓慢有力地牵伸或是旋拧脊柱，增加其柔韧性，同时训练核心的力量，增强其稳定性。这种注重脊柱功能的理念与我们现代康复理念中先躯干而后四肢的原则不谋而合。古人用自己的实际行动告诉我们导引的真谛，那就是"为寿而来"，我们应该继续传承和发展这份宝贵的财富，从而真正做到"尽终其天年，度百岁乃去"。

导引是形神兼养的运动

《素问·上古天真论》曰："上古之人，其知道者，法于阴阳，和于术数，食饮有节，起居有常，不妄作劳，故能形与神俱，而尽终其天年，度百岁乃去。"此处"形"包括脏腑经络、肢体官窍及精气血津液等一切有形可迹的人体结构及生命物质。"神"指人生命规律及功能活动的表现，包括情感、意识、思维、感知等精神活动。俱，即全也、同也、偕也，有和谐、统一之意。"形与神俱"是中医学的生命观、健康观。

"形与神俱"的健康观为历代医家所重视。《类经·针刺类》曰:"无神则形不可活,无形则神无以生。"只有"形体不敝,精神不散",才能"形不受贼,精神不越而寿可百矣"(明代李中梓《内经知要·道生》),可见形不受邪气所害,神不散失外越,寿命就可达到百年。因此,养生延年要做到"形""神"两个方面兼顾,形神共养,做到"取法于天地之阴阳,调和于五行之术数,知阴阳术数之道","食饮有节,起居有常"以养其形,"不妄作劳"以安其神,则"形与神俱,而尽终其天年",此所以春秋皆度百岁乃去也。

由此可知,达到"形与神俱"的健康标准是延年益寿的必要条件,也就是说我们在养生的过程中要注重"形"和"神"的统一,只关注一方面而忽略另一方面就很难得到真正的健康,更别提长寿了。而导引恰恰是形神兼养的运动,主要通过以下两方面来实现。

练筋骨皮肉以养形

导引术练形包括"姿势"和"动作"两方面内容,

一般采用坐、卧、站、跪等姿势，做俯仰、扭转等动作，或配合呼吸、意念，或仅为肢体动作。正如葛洪"或屈伸，或俯仰，或行卧，或倚之，或踟蹰，或吟，或息，皆导引也"的描述。

导引术动作缓慢、紧而不僵、松而不懈、刚柔并济、张弛有道，通过缓慢伸展，起到抻筋拔骨的作用。在动作的过程中拉伸肌肉、筋膜和肌腱等软组织和结缔组织，提高关节的运动能力，改善软组织的僵硬挛缩状态，阻止无弹性的软组织和关节活动之间的互相代偿和由此产生的恶性循环，从而提升运动能力和生命活力。

导引动作有静力性拮抗的特征，以离心运动为主，一方面通过缓慢伸展和极势的拮抗起到抻筋拔骨的作用，最终达到强筋壮骨的目的；另一方面，通过俯仰、扭转等动作增加脊柱柔韧性。脊柱是支撑身体的重要支柱，躯干活动的枢纽，同时又是脊髓、脊神经等的出入要道。脊柱的柔韧性减弱是人体衰老的早期特征，脊柱退变可引起许多病变。脊柱僵硬可导致督脉阳气不振，影响膀胱经的功能，从而导致脏腑功能紊乱。通常，我们在调理腰背酸痛时，常忽略内脏的功能，忘记躯体和内脏的相关性。导引通过抻筋拔骨提高脊柱的柔韧性，从而达到调经络、调脏腑的目的。

守静抱朴以养神

形神虽然是构成人体生命的两大要素，但是二者的所处地位并不相同，对于人体的物质结构（形）而言，无形的高度、有序的信息能力更重要。"神者生之制也""心者，君主之官，神明出焉"等记载说明心安才能神安。导引首先要求排除杂念归于清净，使生命系统与自然的天道之神处于和谐状态，清净和谐是气血按照固有节律保持流畅的前提，也是做好导引的基本前提。

正如葛洪所说"导引之道，务于祥和，俯仰安徐"。在习练导引的过程中，把心神收回，只关注自己的动作，形随神动，练"神"与练"形"同步进行，力求达到心无杂念、形神合一的状态。

04

小招式大作用

在导引发展的历史长河中,各家各派流传下来了很多简单实用、易学易会,又能切实维护人类健康的小招式。本章选取了十二个小招式,不受环境场地的限制,无需器械,且男女老少皆可学习锻炼,有着简、易、效、廉的优点,大家可根据自身情况选择三至五式练习。

百会运转

百会穴是治病、保健要穴，《会元针灸学》记载"百会者，五脏六腑奇经三阳百脉之所会，故名百会"。百会穴位于头顶正中线与两耳尖连线的交点处，居于颠顶部，其深处为脑；归属督脉，是人体督脉上的重要穴位之一，与脑密切联系，是调节大脑功能的要穴。百会穴为各经脉气血会聚之处，穴性属阳，又于阳中寓阴，故能通达阴阳脉络，连贯周身经穴，对于调节机体的阴阳平衡具有重要作用。

"百会运转"在习练时首先两手重叠，置于头顶，劳宫穴（握拳屈指时中指尖处）对准百会穴，男子左手在下，女子右手在下，推动头皮旋转。吸气时由右经前向左转，呼气时由左经后转向右为一圈，如此左转八次，再朝相反方向右转八次。转动时，意念在小腹以丹田为圆心划圆，其方向与头顶百会运转一致。左右旋转至少各八次，每天练习不少于两遍。转动完毕，再在百会穴上重压两次，吸气下压,气沉丹田,呼气轻轻上提,由督脉而上升头顶。

百会运转能够活血通络、振奋阳气、化痰降浊、安神通窍,对于目眩、耳鸣、高血压、鼻塞等病症有较好的辅助治疗作用。

彭祖明目

人们常说"眼睛是心灵的窗户",也可以说"眼睛是大脑的窗口"。我们在忙碌之余应注意爱眼、护眼,这就要介绍一下"彭祖明目"了。

习练时,首先,席地而坐,静心调息,待心平气和,以两手反置腰背,互握手臂,伸展左腿,弯曲右膝压置于左腿上,行五息引肺(鼻吸气入肺),呼气时想象将眼目的风邪从十指尖驱出,共五次。然后两腿平伸、正坐,两手掌反复摩擦至热,用两掌心轻捂眼睛,掌心自然的凹陷正好覆盖在微凸的眼睛上,这时的手掌像一床温暖的棉被,轻轻地盖在眼睛上,不要按压。再以手指按拭眼眶上下,共十八次。

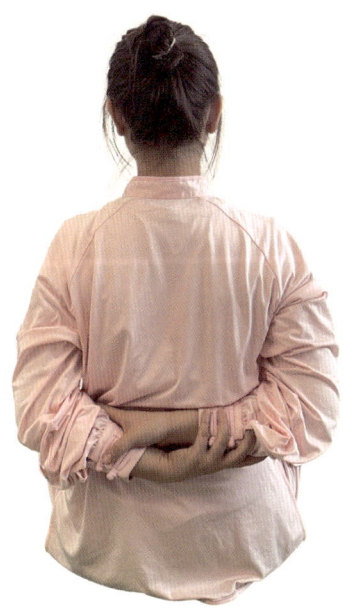

两手反置腰背,互握手臂

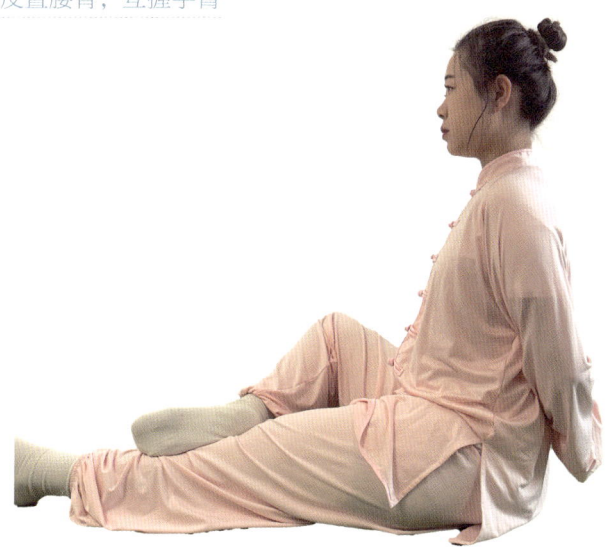

伸展左腿,右膝压上

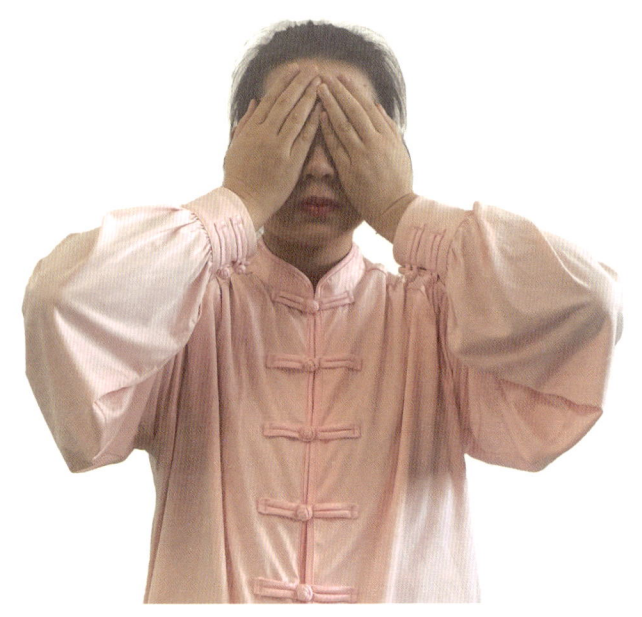

手指按眼眶上下

彭祖明目可以促进眼部的血液循环，加快身体新陈代谢，坚持习练可以改善视力，引肺祛风，养目明目，治疗眼目疾病。

叩齿鸣鼓

古人和现代养生专家都很重视叩齿与鸣鼓。叩齿在古代又被称为"叩天钟",是形容上下牙齿轻轻相叩,产生的声音由口腔直接传入内耳鼓室,清脆深远,宛如敲钟一样。药王孙思邈主张"清晨叩齿三百下"。鸣鼓又称"鸣天鼓",是形容手掌掩耳,手指在后脑部敲击产生的咚咚声像敲鼓一样。叩齿和鸣鼓有着相互关联的保健作用,二者配合可起到固肾强精、提神醒脑的作用,非常适合老年人。

叩齿有两种方法,一种是咬叩,上下牙间保持咬东西的劲儿,相对缓慢地叩击;另一种是轻叩,即上下牙轻轻碰撞,速度比较快。练习时,两种方法可以结合,但不能过于用力,若牙齿质地疏松,则容易损伤牙齿。鸣鼓是将两手心按实耳孔,十指轻扶后脑,这时中指指腹位于枕骨粗隆处,把两手食指分别放在中指上,用食指弹击后脑部位数次,这时会听到咚咚的声响。做完后,两手快速拔耳,静养片刻。做这个动作时注意掩实耳孔,食指用力。叩齿和鸣鼓的次数可灵活掌握。

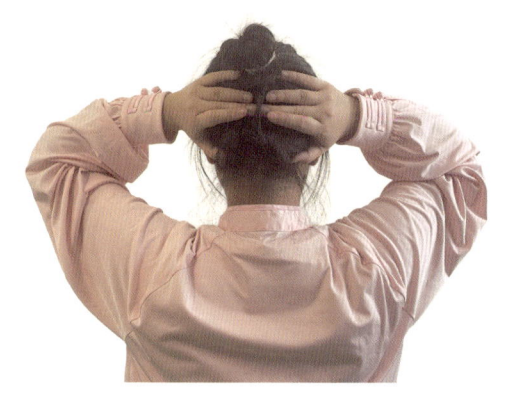

叩齿鸣鼓

叩齿能促进牙齿周围组织及牙髓腔部位的血液循环，减少龋齿、牙龈萎缩和牙齿松动等牙病的发生；对大脑也有轻度的刺激作用，能够提高听力、预防耳鸣。鸣天鼓不但能震动鼓膜，改善听力，缓解头痛、头晕、耳鸣等不适，也能够预防感冒和延缓老年性耳聋，对改善健忘也有一定疗效。

赤龙搅海

古人将舌称为"赤龙"。舌为心之苗，肝、心、脾、肺、肾的经络都直接或者间接与舌相连，所以舌的活动对五脏都有补益作用，可以起到健身祛病、美容养颜等作用。药王孙思邈在《养生铭》中提及"寅兴漱玉津",其中的"漱玉津"就是赤龙搅海。

做赤龙搅海时,唇口轻闭,舌尖移到牙齿外,按照顺时针方向,舌头贴牙龈转动36圈。结束后,以相同的动作逆时针再转动36圈,使唾液盈口,鼓漱36次,把唾液分成三小口咽下,并用意念将唾液送至丹田。

练习赤龙搅海可按摩牙龈,改善局部血液循环,加速牙龈部位的营养供给。研究表明,经常转动舌头可延缓面部衰老,促进咽喉健康。另外,唾液中含有许多消化酶与营养成分,常吞津有助于消化。

摩面栉发

摩面又称"干洗面""浴面"。《老老恒言》载:"面为五脏之华,频洗可以发扬之。"本法可使气血不衰,五脏得养,华颜久驻。栉发又称"梳发""浴头"。《圣济总录》言:"发者,脑之华,髓之所养也。"经常梳发有祛风、活血、明目的作用,并可使鬓发华美,漆黑不衰,甚至落发重生。

摩面的重点是两手要搓热，手指并拢，手掌摊开，紧贴面部，以双手中指指腹为先导，分别从鼻翼两边的迎香穴开始，如洗脸般沿着鼻柱两侧向上推擦，经过内眼角、眉头到达额前部。然后左右手分开，横推至两鬓，两掌心也随之掩眼而过，由两鬓再向下，经过颞部的太阳穴及耳前、面颊等部，返回至鼻翼两旁的原起点迎香穴处，反复推36遍。栉发是以十指作梳，手指微屈，指尖触头皮，由额前向枕后梳发百余次。

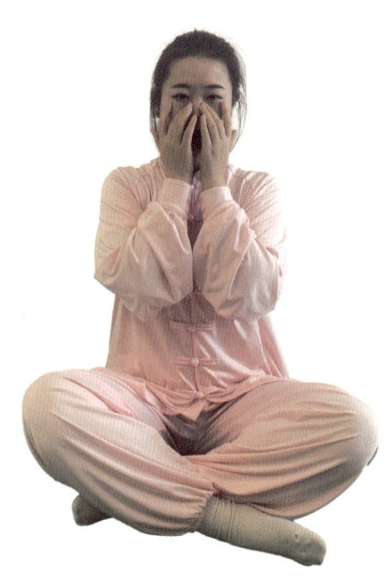

从迎香开始

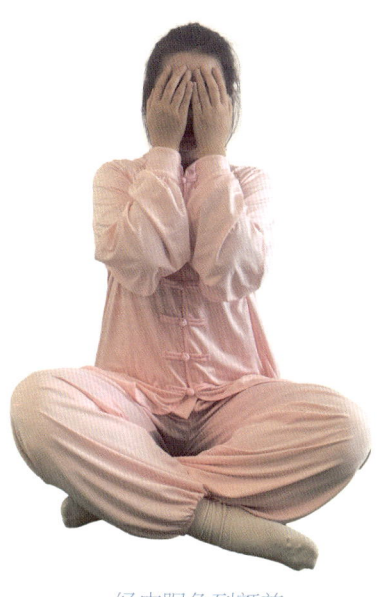
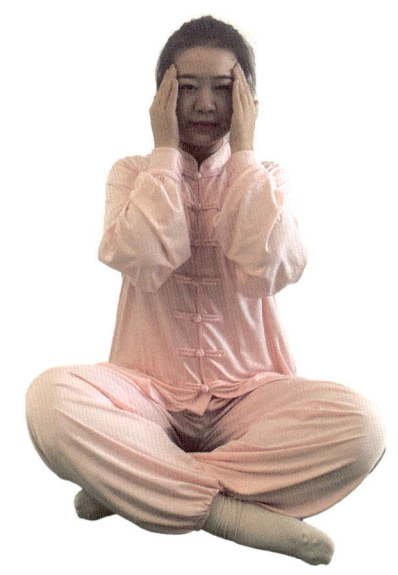

经内眼角到额前　　　　　左右分开至两鬓

经常摩面可以畅通气血、祛散风寒、明目通窍、提神醒脑、调和五脏，故其是常用的美容方法之一。经常梳发可疏通经络、活血化瘀，促进头部血液循环，改善头发营养状况，有利于降低血压、预防感冒、增强记忆力。近些年阿尔茨海默病发病逐渐年轻化，摩面栉发能在一定程度上延缓脑部的衰老，预防阿尔茨海默病。

撮谷道

道家养生强调"天门宜常开,地户宜常闭"。天门指的是百会,百会提起,天地浩然之气才会源源不断地补充进来;地户就是肛门,肛门常闭,才可以使精气不外泄。肛门也叫谷道,表示五谷残渣的泄道。古人总结了很多保健谷道的方法,"撮谷道"是其中的典型代表。撮,即收(提)缩,通俗地讲,就是做收缩肛门的动作。

古人概括撮谷道的具体做法为"吸、舔、撮、闭"四字诀,其具体方法是:放松全身,将臀部及大腿用力夹紧,配合收气,舌舔上腭,向上收提肛门,想象用谷道去舀一瓢水。稍闭气,然后慢呼气,每组反复 10~20 次,每日 3~5 组为宜。大便后要及时做提肛运动,并将提肛时间延长到 2~3 分钟。

撮谷道时肛门附近的会阴穴一起收缩,促进阴阳之气的循环,帮助恢复会阴部弹性,一方面可提高性生活质量,另一方面对治疗尿失禁,预防和治疗冠心病、高血压、下肢静脉曲张、痔疮、肛周炎症、肛周皮肤损伤等慢性疾病有较好效果。

腹式呼吸

腹式呼吸分为两种方式：顺腹式呼吸和逆腹式呼吸。本节还将介绍提肛呼吸、闭气呼吸等方式，配合导引练习可起到事半功倍的效果。

顺腹式呼吸，是指吸气时腹部隆起，呼气时腹部收缩，也是最常见的腹式呼吸方式。古代练功口诀说："缓缓吐来深深吸，后天引动先天气。"意思是说顺腹式呼吸能够通过后天呼吸之气引动"先天真气"，使得人体气机顺畅，神清气爽。

逆腹式呼吸，是指吸气时腹部向内收，而呼气时腹部向外隆起。按照古人的说法，这样吸气时，体内的"先天之气"从腹部上升到胸中，与人体从自然界吸取的"后天之气"在胸中交融。而呼气时，真气能够顺势降至丹田，废气则排出体外。按照中医理论，人体是先天与后天的完美结合，体内"先天真气"与"后天之气"交融有利于心火与肾水相交，达到水火既济的效果。

提肛呼吸是指在吸气时有意识地收提肛门及会阴部肌肉，呼气时则放松肛门及会阴部肌肉。前、后二阴为肾之窍，会阴穴又为任脉、督脉、冲脉的交会处，因此提肛呼吸具有畅通任、督、冲三脉，补肾益气，强身健体和防治痔疮、前列腺疾病以及泌尿系统疾病等的作用。

此外还有一种特殊的呼吸方法，被称为"闭气"。闭气是指在吸气结束后先屏住呼吸一段时间，同时保持颈部、肩部、手臂、胸腹、臀部、腿部、脚部等处于紧张状态，接着再呼气。根据动作的要求和个人的身体情况决定屏气时间的长短，不宜强求。闭气能够加强动作对关节、肌肉、脏腑、神经的锻炼强度，也有利于吸进清气，排出浊气，促进全身血液循环。

摇山晃海

人的整个身体，坚硬的部分就如同山，液态的水的部分就如同海，由于肾生水，所以晃海的这个"海"主要是指双肾，"山"主要是指上半身。摇山晃海可以让五脏六腑和脊柱都得到活动，尤其适合久坐的人群，女性经期也可以练习。

首先，盘坐于垫上，两手分开前伸扶于膝上，目视前方。两眼垂帘，上半身左倾顺时针绕转 6 圈。第六圈结束后继续绕至体前，立身端坐；接着，上半身右倾逆时针绕转 6 圈。第六圈结束后继续绕至体前，立身端坐，目视前方。

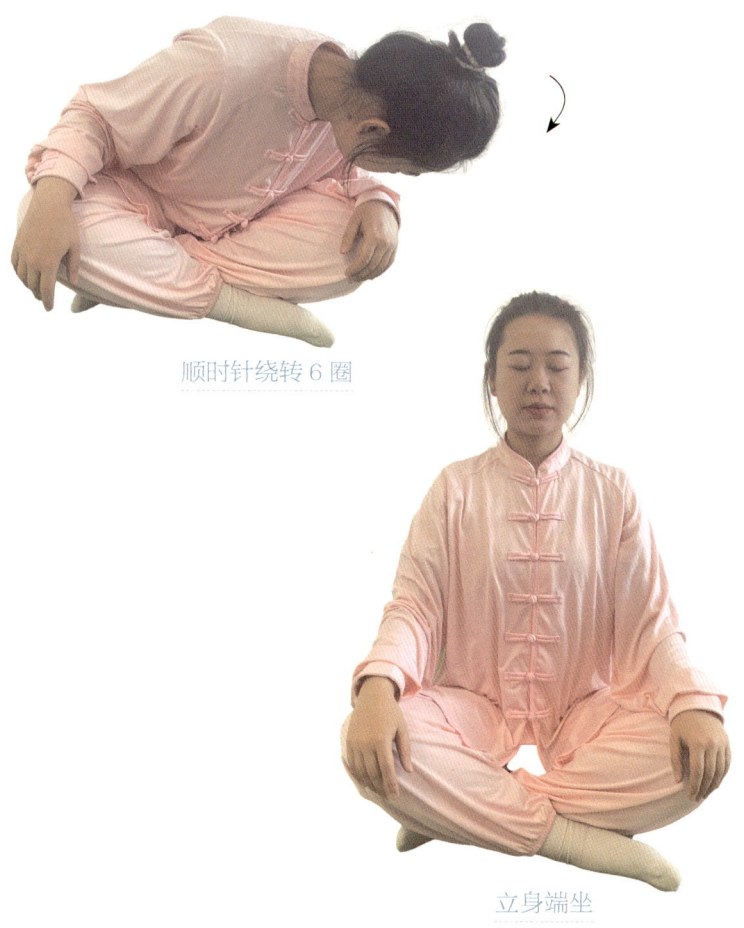

顺时针绕转 6 圈

立身端坐

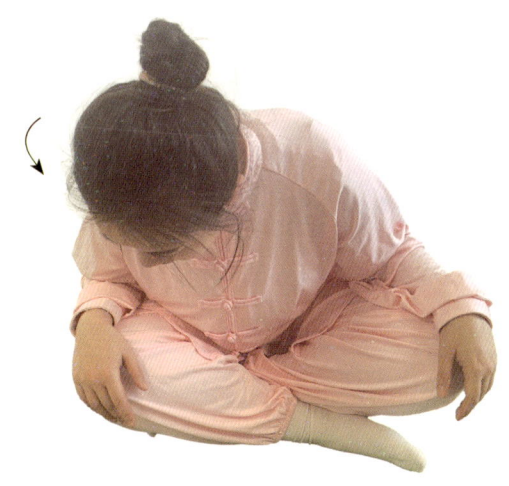

逆时针绕转 6 圈

摇山晃海的动作连贯流畅,易于掌握,练习时要注意做到慢、匀、松、静,切忌急、躁、猛、动、忽快忽慢。在上半身旋转时,要注意百会虚领,拉直脊柱,速度均匀,圆活连贯,幅度不宜过大。下半身要注意稳住"底盘",两膝不要抬起。

摇山晃海时脊柱产生旋转,能够强壮腰脊,按摩腹部脏器,畅通任督二脉,促进阴阳之气的交接和循环,对治疗前列腺肥大、前列腺炎、痔疮、便血、便秘、妇科病、尿频等有良好的辅助作用。

前抚脘腹

腹部位居人体中部,大部分脏器分布于腹腔内,多条经脉也于腹腔汇聚。因此,腹部保健尤为重要。消化问题是现代人常见健康问题之一,如果出现消化不良的症状,可以试试前抚脘腹,按摩腹部不仅能够对全身气血运行起到促进作用,而且能够协调脏腑功能。

首先,盘腿坐于垫上,两手掌沿腹部向上提,指尖相对,贴肋骨上提至乳下;随后,两掌分开,指尖向下,顺腹前向下摩运至肋骨下沿,转至指尖相对。按照这个环形路径反复摩运几十次,一上一下为1遍,共做6遍。结束后再反方向摩运6遍。

在向上摩擦时,要注意吸气、收腹、提肛,与之相对应的,向下摩擦时,则要呼气、松腹、松肛。摩腹可控制在10~20分钟,不要在饱腹时进行,习练时应速度均匀,用力适度。

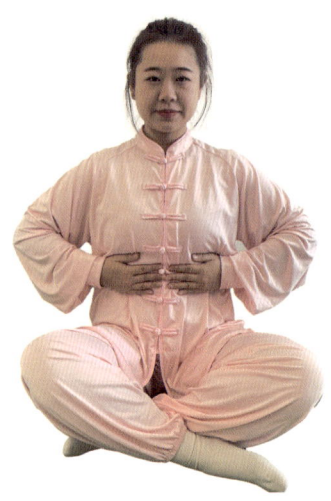

指尖相对，贴肋骨提至乳下

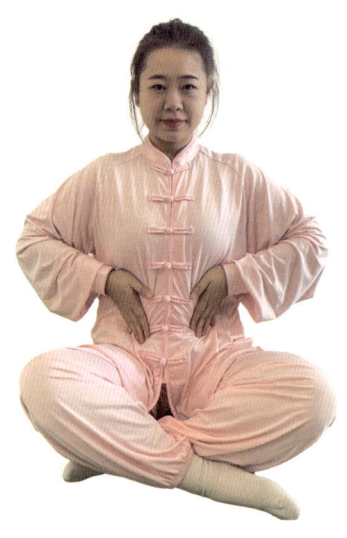

顺腹前向下摩运至肋骨下沿

前抚脘腹能够健脾和胃、益气升阳，改善因消化不良引起的食欲不振、脘腹胀满等症状，改善气机郁滞引起的便秘，疏通经络，促进气血通行。

背摩精门

精门就是常说的命门,因为命门在两肾附近,两肾藏精,所以命门又被称为精门。命门像两扇门一样,保护着两肾,守护着生命之门。命门的功能体现在命门之火上,俗称"命火"。中医里有个词叫"命门火衰",说的是如果命门活力不足的话,人体的阳气就会下降。命门在男子被称为"精关",在女子被称为"产户",命门处决定了肾精胞宫的状态。如果命门火衰,男子表现为阳痿早泄,女子则表现为宫寒不孕。

习练该动作时,将两手搓热,放在腰后两侧,做上下连续摩擦动作。开始的时候,动作要轻,摩擦要快,目的是让命门处有温热感。这有点像钻木取火,依据摩擦生热的原理,将摩擦的动能变为热能,温煦命门。然后,逐渐降低摩擦的速度,由"擦"的劲儿逐渐转变为"按"的力,按摩的掌力要上轻下重,幅度要大,向上到手臂的最大限度,向下到达臀部。刚开始练习时,手臂会感觉累,按摩次数依据实际情况而定,可逐渐增加。按摩时,采用自然呼吸，如果过分注重呼吸，会影响按摩的节奏。按摩完后，再调息引气，两手折叠放在小腹上静养片刻，做数次腹式呼吸，腹腔和后背会有温暖、舒畅、通透的感觉。

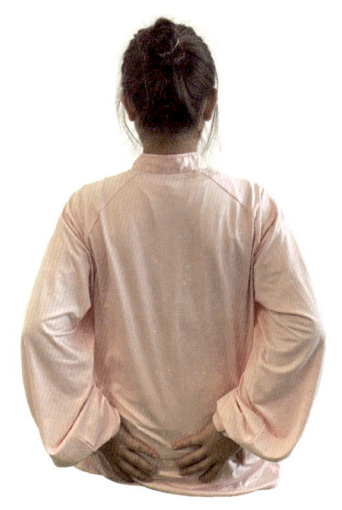

两手搓热，放在腰后上下摩擦

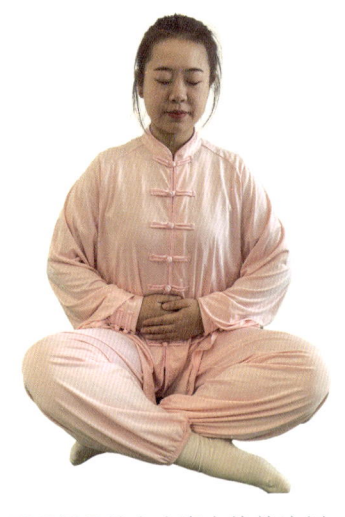

两手折叠放在小腹上静养片刻

背摩精门通过两手摩擦腰际，起到温补命门、温通经络、补肾益气的功效。摩擦后腰时可按摩肾俞穴，有防治腰痛、下肢无力、阳痿、痛经和健忘等效果。

摇头摆尾

如果出现便秘、口干、舌尖红赤、心悸怔忡、失眠、五心烦热等心火上炎症状，可以试着练习摇头摆尾。摇头摆尾通过肢体导引，可以改善肠胃功能以及心悸等症状，平衡大脑过度兴奋的状态，使心火下行以温养肾水，肾水循环以消除多余邪火，从而辅助人体水火既济，达到阴阳平衡的状态。

练习时，身体重心下降，两腿徐缓屈膝下蹲成马步，两臂从两侧下落，肘关节弯曲，两掌指扶于两侧腹股沟，手腕松沉，目视前方。接着，身体重心右移，右腿膝关节弯曲，左腿膝关节稍屈，身体重心稍下降成右偏马步状，上半身右倾约45°，俯身，目视右脚尖。然后，身体重心左移成左偏马步状，同时，上身保持俯身缓缓左旋至左斜前方，目光从右脚尖移动至右脚跟。最后,身体重心稍右移,右髋向右侧送出,尾闾随之向右、向前、向左、向后旋转至正后方,继续向右旋转后回正。同时,微含胸,头向左、向后、向右转至正前方,随着躯干的转正,头正颈直,尾闾放松,尾骨尖自然下垂,恢复到开始时的姿势。相同的动作再向左做一遍,重复的次数因人而异。

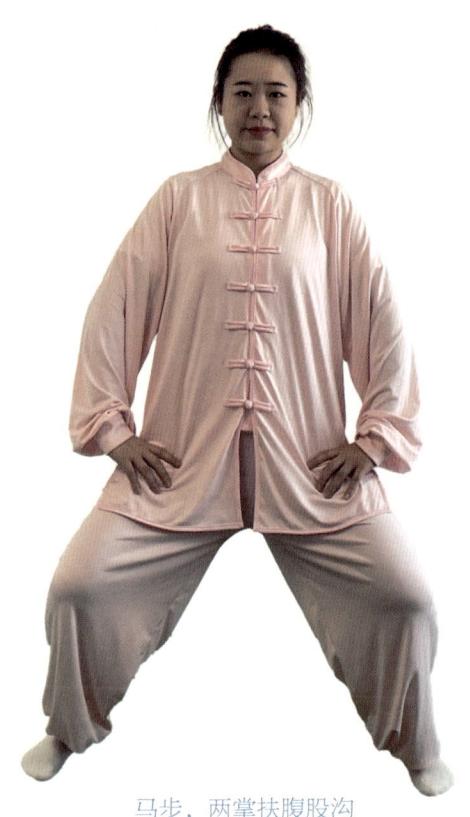

马步,两掌扶腹股沟

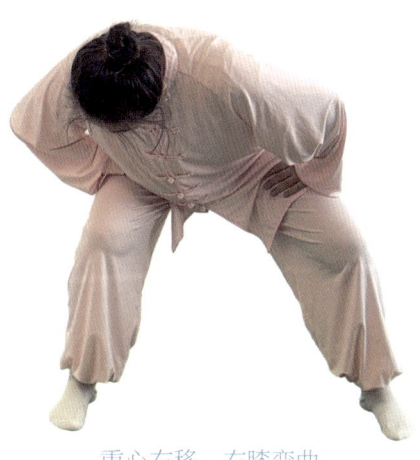

重心右移,右膝弯曲,上半身右倾45°

重心左移,上身左旋至左斜前方

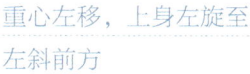

重心右移,左髋向左侧送出

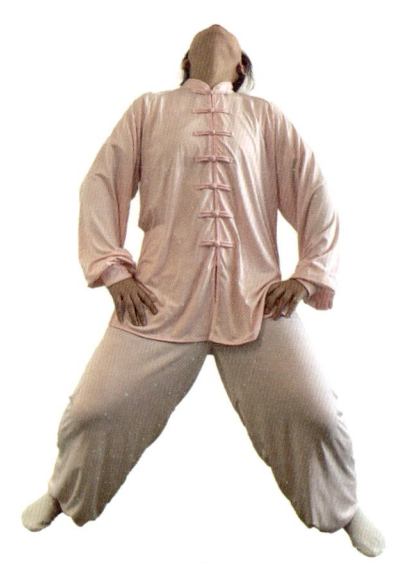

向后旋转

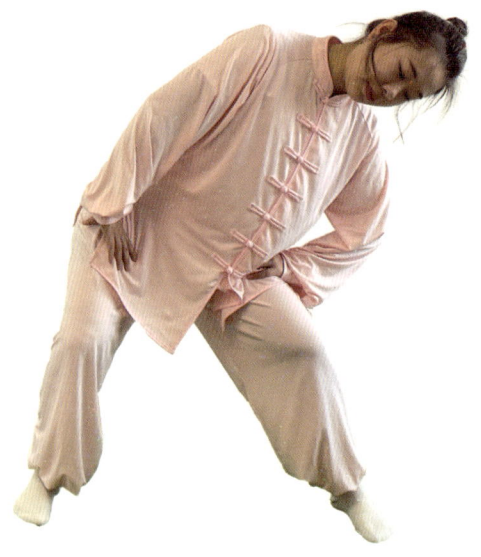

向左旋转

摇头摆尾通过脊柱大幅度侧屈、环转及回旋，头颈、胸腹、腰段、臀部及腿部等多个肌群参与收缩，使整个腰腹、头颈和髋关节及臀腿部肌肉都得到了锻炼，既增加了颈、腰、髋、下肢的关节灵活性，也能够增强下肢力量，进一步提高身体的稳定性。下蹲马步、左右移动重心，能活动髋关节，改善局部血液循环，可防治股骨头坏死等疾病。再者，通过摇头摆尾牵动脊髓和马尾神经，可改善内脏功能，腹腔脏器也可得到挤压、按摩，有助于提升卵巢、子宫、前列腺、膀胱等脏器的功能。

拍八虚

《灵枢·邪客》言："人有八虚……以候五脏……肺心有邪，其气留于两肘；肝有邪，其气留于两腋；脾有邪，其气留于两髀；肾有邪，其气留于两腘。"

"八"是指人体八个部位，即两肘窝、两腋窝、两腹股沟、两腘窝。《黄帝内经》认为，这八个部位有五脏真气所过、相应血络所布，故与五脏联系密切。"八虚"意为虚陷、薄弱之处，是五脏藏邪之处。因关节屈曲处是体表虚陷之地,气血相对薄弱,容易受外邪侵扰或恶血留止,是八个容易淤堵或积累邪气的部位。

拍两肘——拍散心肺邪气、病气

肘窝部是心经、心包经、肺经三条阴经通过的地方,一旦这三条经的气血运行受阻,无形中就会伤害到心与肺,引发这两个脏器的疾病。古人认为心肺之邪留于两肘。

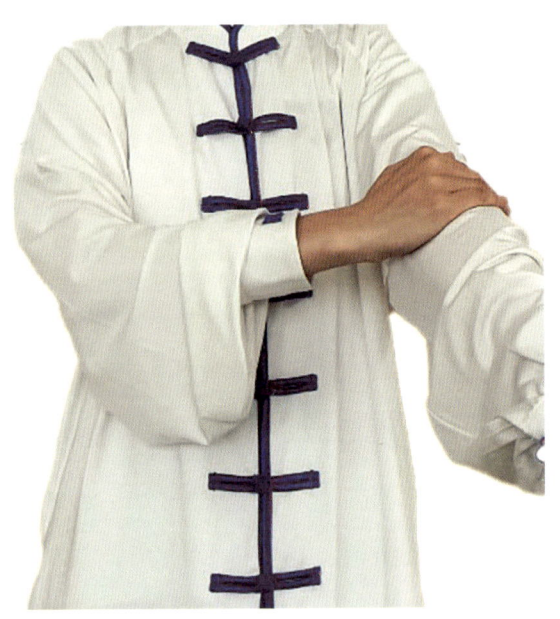

拍两肘

肘窝部存在两个重要穴位,一是肺经的尺泽,另一个是心包经的曲泽。尺泽穴有清宣肺气、泻火降逆的作用,拍打、按压、针灸尺泽穴对口腔异味、感冒、扁桃体炎、咽喉肿痛、便秘、腹胀、口干以及咳嗽等有良好的治疗效果。拍打、按压、针灸曲泽穴有降逆、镇惊、泄热、宁心的作用,对中暑、心慌气短以及心肌炎、急性胃肠炎、身热、心烦、呕吐等有良好的预防和治疗作用。

心肺存在问题的人群常常能在其肘窝部摸到一个压痛点,轻轻一点就能感受到疼痛。有痛点就证明此处有瘀阻,也印证了邪气滞留于此的观点。处理这种情况,最便捷的方法就是拍打,使瘀阻散开,正气自复,邪气自然无从所留。在肘窝处轻轻捏一捏、拍一拍,找找是否有硬结或者痛点,如果有比较强烈的反应,就说明身体需要及时调理了,有意识地增加拍打次数,将痛点或者硬结拍散开。肺主皮毛,拍打肘窝还能达到排解湿毒、治疗皮肤瘙痒的效果。尤其到了夏季,拍打肘窝是一个预防湿热的好办法。

注意:把左手臂伸直,用右手找到左手臂的肘横纹正中,用右手大拇指点住它定位,找到后,再用右手四指平放在肘窝正中,这个范畴之内都是拍打的区域。找准位置后,五指并拢成勺状进行适度有力地扣拍。力度根据自身感觉而定,左右各拍30下。拍打后若出现痧点,是清除体内病气和浊气的排毒表现。

拍两腋——治疗肝病、心脏病

两腋主要走四条经脉:肺经、心包经、胆经和心经。若肺经出了问题,肺气壅滞,会出现烦心胸满的现象;若心包经出了问题,则腋窝肿胀;若胆经出了问题,会出现心胁痛不能转侧,伴有口苦,常常长吁短叹;若腋下按有硬块,则可能是胆经郁结,生发不足;若心经出了问题,会出现整个手臂的麻痹冰凉,活动不便,同时伴有咽喉干燥,爱喝水。再加上平时我们所说的"气急攻心",实际上是肝火滞留于两腋,阻碍了心经气血运行,不仅伤肝,也伤心脏。

拍打腋窝主要是拍打腋窝部的极泉穴,可治疗动怒后气滞血瘀、运行不畅引起的胸闷、气短、心悸、心悲欲哭、手臂胀麻等症状，弹拨极泉穴可以宽胸理气，增加气血流通，使人快速平静下来，还可以预防和缓解冠心病、心绞痛等心脏疾病，相当于我们人体的"速效救心丸"，左右各拍 30 下。

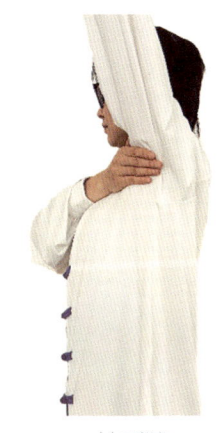
拍两腋

拍两髀——治疗妇科病

两髀指大腿内侧与小腹交接处的腹股沟部位。脾有邪，其气留于两髀。拍打两髀不仅能加速气血运行，驱除病邪，还能刺激对治疗妇科疾病非常有效的穴位，如气冲穴、冲门穴。气冲穴位于腹股沟处，大腿根内侧，具有治疗月经不调、不孕、痛经、双脚冰凉的作用，而冲门穴在腹股沟外侧，有治疗妇科炎症带下病的功效，拍打两髀时不需要刻意找寻穴位，便可以刺激到这两个穴位。

拍打时人体处于直立位，用双手轻轻拍打两腹股沟,逐渐加力,直至两髀微微发热为止,共拍打30下。

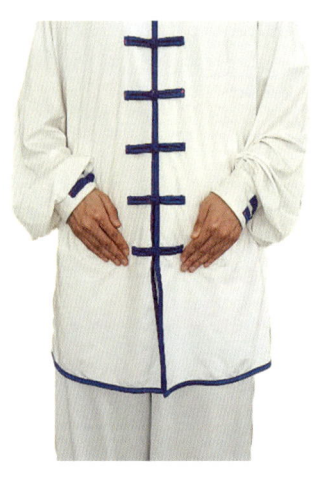

拍两髀

拍两腘窝——治疗腰腿痛

肾有邪,其气留于两腘(肾与膀胱为表里,其经皆出膝后阴谷、委中之间,故邪气留于两腘者,为肾经之病)。腘窝处有个常用穴位——委中穴,具有舒筋活络、凉血解毒的功效,常用来治疗皮肤病、腰背痛、风寒湿痹、半身不遂等。

拍两腘(膝盖窝处),左右各30下,不但能治疗腰背痛及坐骨神经痛,还可以起到补肾养肾的作用。

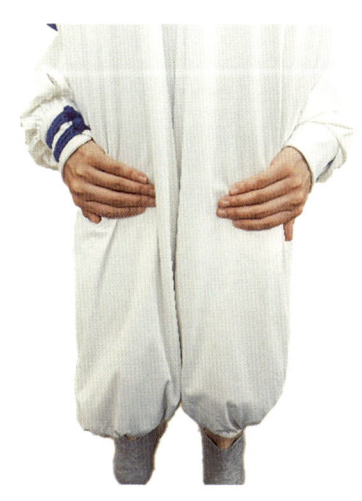

拍两腘窝

05

导引良方

　　导引按跷与针、灸、砭石、中药并属于中医五大治疗体系,有专家又将导引和按跷分开,统归为六艺。导引按跷现存最早的记载出自于《素问·异法方宜论》:"中央者,其地平以湿,天地所以生万物也众。其民食杂而不劳,故其病多痿厥寒热,其治宜导引按跷。故导引按跷者,亦从中央出也。"意思是导引按跷起源于中原地区(相当于现在江淮平原一带,包括河南、安徽的淮河流域一带),该地区地势平坦,气候湿润,所以万物皆可生长。以至于在该地区生活的人总是"食杂而不劳",多有"痿厥寒热"类疾病,而导引按跷相较于针、灸、砭石、中药是治疗此病最适宜的方法。其中痿证，是肢体筋脉弛缓，软弱无力，不能随意运动或伴有肌肉萎缩的一种病证；所谓厥证是以突然昏倒、不省人事、四肢逆冷为主要临床表现的一种病证，包括寒厥、热厥、水厥、痰厥、气厥、血厥、蛔厥、脏厥；而寒证和热证泛指或寒或热的病证，也是临床常见病证。

时至今日，随着社会进步和生活条件的改善，我们大多数人过着"食杂而不劳"的生活，与古代中原地区的人们很像，而现代大多数慢性病在本质上都属于寒热痿厥的范畴。因此导引对于现代大多数慢性病的治疗有着重要的意义，并且应是治疗多数慢性病的首选方法。基于此，我们团队在《引书》《诸病源候论》《养性延命录》等导引古籍所载内容的基础上，挖掘、整理出具有针对性、代表性的导引动作，将导引的一招一式与慢性疾病相结合，真正做到对应性强、精准度高，让每一位患者都能根据自身慢性疾病的特点找到相应的导引动作加以练习。

颈肩痛导引法

颈椎病是因颈椎间盘退行性改变，导致颈部软组织（筋）和椎体（骨）动静平衡失调，产生椎间盘的突出、韧带的钙化和椎体骨质的增生等病理变化，从而刺激或压迫颈部神经根、脊髓和血管而出现一系列症状和体征的综合征。近年来，我国颈椎病的发病率为3.8%~17.6%，且逐年上升，已经呈现出低龄化趋势，给个人、家庭及社会带来沉重的经济和精神负担。日常生活中，我们可以通过导引的练习来缓解颈椎病，具体动作如下：

凫沃振臂式

左脚开立，与肩同宽。两手十指交叉，反背于后，头部左右摆动，像鸭子抖动头部甩掉水渍的样子，重复6次。随后，两手臂从两侧上举，两手指在头顶上方交叉，手腕掌屈90°，大臂伸直夹耳，用肩膀的力量带动手臂进行小范围快速振摇，前后摇动6次。

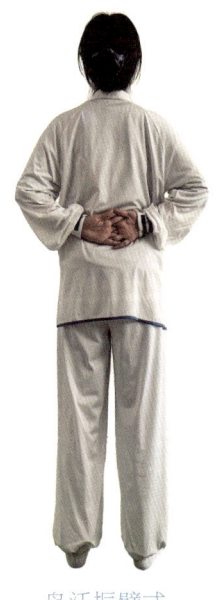

凫沃振臂式

作用分析：通过左右摆动头部可以激活颈部深层肌群，增强头颈部稳定性，同时能够改善头颈活动度，减轻颈部压力，从而缓解颈部劳损。通过用肩膀的力量带动手臂进行前后小范围的振摇，能使比较紧张的肌肉包括胸大肌、胸小肌、背阔肌、肩胛提肌得到拉伸，也能使比较弱的肌肉包括菱形肌、斜方肌中下束、肩袖周围肌肉得到强化，从而维持颈肩部的活动度及颈肩部肌肉生物力学上的平衡，解除神经根或血管的压迫和刺激，缓解颈肩部疼痛。

注意事项：头部应进行小范围摇动，动作不宜过快，幅度不宜过大；注意腰背挺直，勿塌腰弓背；以肩部力量带动手臂振摇，避免胳膊和手腕发力。

侧比松肩式

两脚开立，与肩同宽，下颌微收，颈项拔伸，百会上牵，双手相交反背于后。头部向左倾斜，同时上耸左肩，以左耳碰到左肩为度，停留3秒后，缓慢回到中立位，右侧同上。

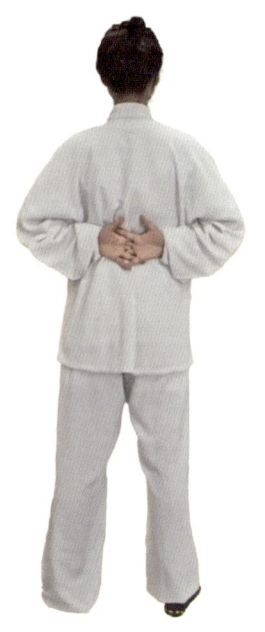

两脚开立，双手相交反背于后

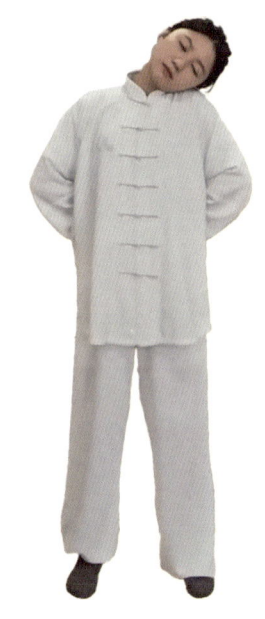

头左倾，上耸左肩，左耳碰左肩

作用分析：双手相交反背于后，以固定体位，防止练习时骨盆、肩部歪斜从而导致肢体代偿动作的产生。另一方面，通过头部侧倾、上耸肩膀的动作放松颈肩部紧张的肌肉、减轻颈肩部的僵硬感，从而起到改善颈肩部疼痛的作用。

注意事项：头部向左右两侧倾斜时，时刻保持下颌微收。

腰背痛导引法

腰背痛是一种以腰背部、腰骶部疼痛为主，或伴有下肢放射痛、麻木和无力等症状的综合征。多达85%的成年人曾受其影响，呈现逐年加重的趋势，严重影响患者的生活质量。日常生活中，我们可以通过导引的练习来缓解腰背痛，具体动作如下：

转腰对拉式

取四点跪位，双手同肩宽，颈、背、腰保持同一水平线后左右转动腰脊，以腰臀部感到酸胀为佳。然后臀部尽力向后坐至极限，停留5秒，形成前后

对拉的争力,充分感受腰臀部的牵拉感。最后起身,回正,往返做 14 次。

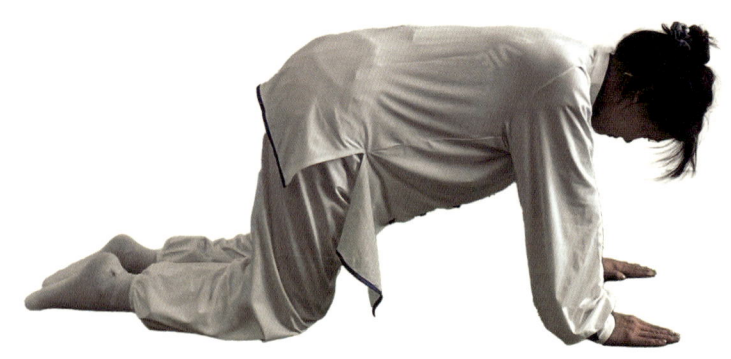

四点跪位,左右转动腰脊

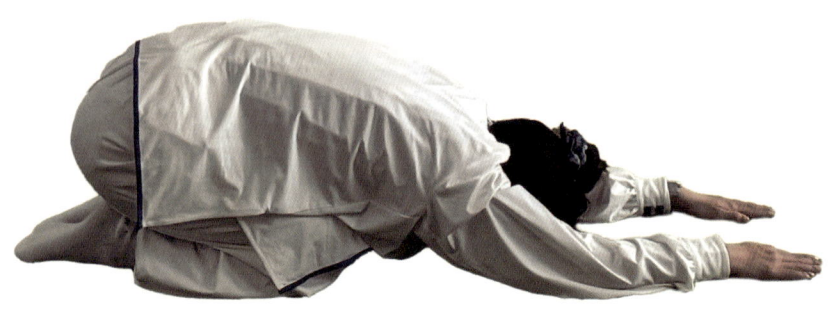

臀部尽力向后坐至极限

作用分析：通过脊柱的伸直旋转，对腰部产生静力牵拉作用，舒展腰部深层肌肉，改善腰部僵硬状态；同时，颈、胸、背、腰保持同一水平线，使发力处维持在同一平面，达到最佳的牵拉效果；胸腹向前伸展、臀部后坐的动作，可对腰背部经筋或筋膜起到全方位拉伸的作用，从而促进腰部气血流通，缓解疼痛。

注意事项：注意将颈、胸、背、腰保持在同一水平线上。

逐节抻腰式

两脚开立与肩同宽，双手置于腰部，从颈椎、胸椎到腰椎逐节向下弯曲，手顺势下滑至足，握住足踝。然后双手松开足踝，缓缓起身，从腰椎到颈椎逐节伸展，最后两手扶持腰骶部，身体后仰至极势，重复3次。

作用分析：从低头下腰到起身后仰的过程中脊柱逐节运动，既可以达到颈椎、胸椎、腰椎各个关节充分活动的目的，又可以防止低头下腰、起身后仰对脊柱的损伤，真正做到了安全性强；通过低头弯腰的动作牵拉人体的后表浅筋膜链，锻炼腰背部肌群各肌肉之间的协调性，从而提高腰椎稳定性；通过后仰的动作，改善腰椎的曲度，增强腰背肌的力量，减轻椎间盘的压力。另外，两手夹持腰骶可对腰椎起保护作用，防止髋关节的代偿。

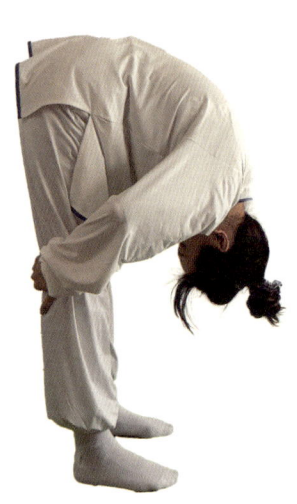

从颈椎开始，脊柱逐节向下弯曲

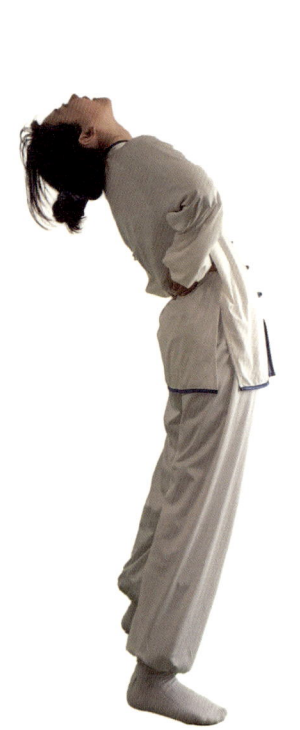

两手扶持腰部，身体后仰至极限

注意事项：动作要缓慢，切忌用力过猛，另外要注意脊柱逐节运动。

膝痛导引法

膝关节是人体中结构最为复杂的大关节，也是人体重要的承重关节，该关节活动度大，使用率高，很容易受伤导致疼痛。近年来我国中老年人膝痹、膝痛的发病率逐渐升高，流行病学调查数据显示，中国目前约有 1.1 亿膝骨关节炎患者，65 岁以上老年人中骨性关节炎发病率为 60%~70%，而 75 岁以上人群高达 85%。许多膝骨关节炎患者因为膝痛，限制了上下楼活动和出行，不仅导致运动能力的下降，还严重影响心肺功能，生活质量大大降低。对于膝关节疼痛，究其病因，并非仅局限于膝关节，其实髋关节的僵硬也会导致膝关节出现问题。基于此，我们推荐给大家几个缓解膝痛的小妙招，具体动作如下：

双足顺摆式

取站立位,右膝疼痛时,左脚站在较高处,自然顺势摆动右腿50~100次;左膝疼痛时,右脚站在较高处,自然顺势摆动左腿50~100次。

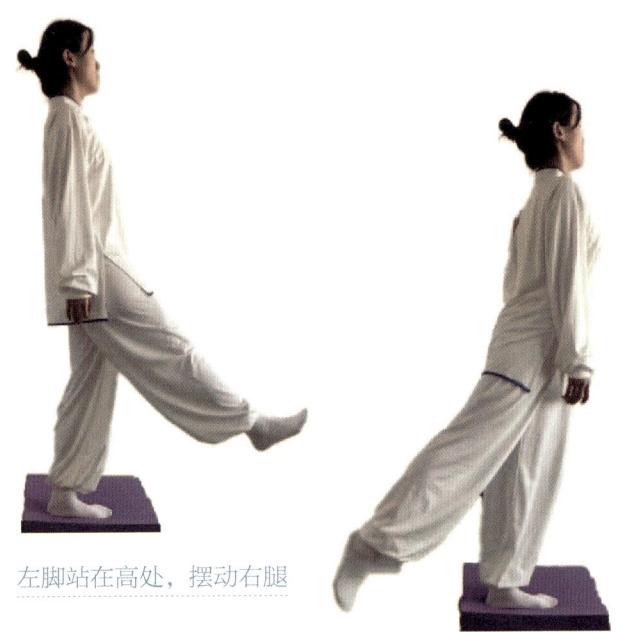

左脚站在高处,摆动右腿

作用分析:一方面,顺势摆动腿部,可以疏通膝关节周围经筋,促进膝关节周围气血畅利,增强膝关节营养供应,改善膝关节疼痛。另一方面,摆腿可刺激膝关节周围神经,尤其是膝关节内侧从髋关节发起的神经；此外，摆动腿部的同时可以对同侧髋部进行牵伸，可以有效刺激髋部肌肉的神经感受器，抑制肌肉的兴奋性，从而放松髋部紧张的肌肉，解除髋部神经根或血管的压迫和刺激，进而改善膝关节疼痛。

注意事项：腿要放松，顺势摆动；站立时注意保持平衡，防止摔倒。

弓步回落式

取跪位，右腿屈膝前弓，脚尖朝前，左腿屈膝下蹲，两腿均与地面呈90°夹角，然后双腿缓慢起身，再缓慢回落。如此重复6次，左侧亦是。

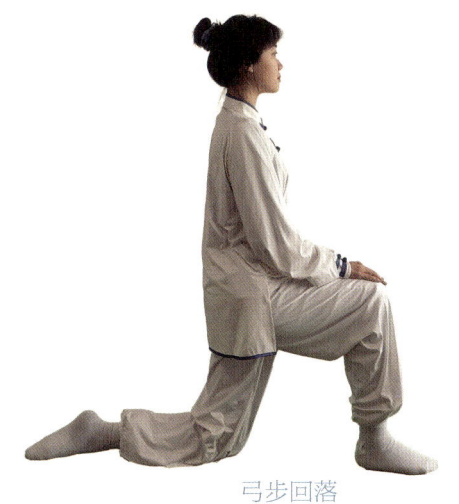

弓步回落

作用分析：两腿呈弓步，一方面可以对髋部肌肉进行牵拉，解除髋部神经根或血管的压迫和刺激，进而改善膝关节疼痛。另一方面，弓步的同时进行膝关节起身与回落动作，对股四头肌进行离心收缩，能增强膝关节的控制能力和肌肉力量，对膝关节起到保护和支持作用，减轻受到的冲击力。

注意事项：保持上半身稳定，挺胸抬头，下颌微收，切忌弯腰塌背；起身和回落时注意保持身体平衡。

胃胀不适导引法

胃胀满是许多肠胃疾病患者的常见症状，在日常生活中非常普遍。经常出现胃胀满的人，往往承受较大的工作、精神和生活压力，饮食不规律，熬夜伤神，导致肠胃功能逐渐受损。遇到胃胀满不必担心，一招轻松帮您缓解！

动作要领：蹲坐位，双手握固（拇指屈曲，其余四指握住拇指），拳眼向上，置于胸前鸠尾（正坐或仰卧时，心窝正下方，胸剑结合部下一横指）

处。肩肘保持稳定，手配合躯干做划桨式运动，腰脊发力，连续进行 21 次。

作用分析：脾胃为全身气机调节的枢纽，此动作可以扭动旋转躯干，有效地牵拉和按摩腹部，调节脾胃的生理功能，促进气血运行和经络畅通，改善腹胀症状。

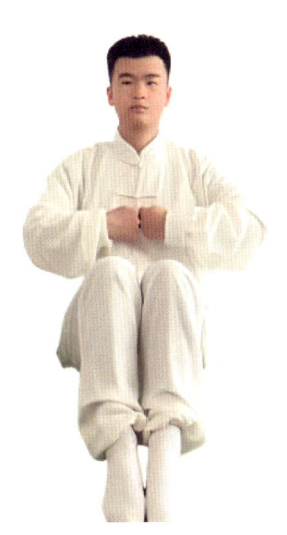
双手握固，置于胸前鸠尾

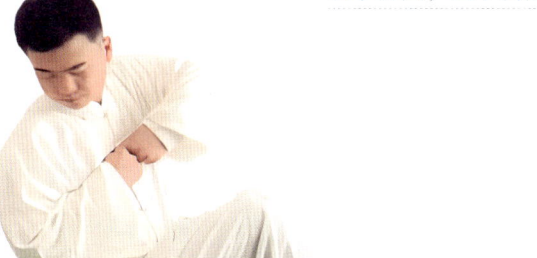
手配合躯干做划桨式运动

缓解焦虑导引法

现代社会生活节奏越来越快，人们往往承受着各种各样的压力，许多人出现了多种身体不适的症状，比如胃痛、周身疼痛、心慌、气短等，但是有时候通过各种检查却无法明确问题，并且随着症状加剧，人愈发焦虑，这到底是怎么回事？

其实这种情况可能是临床上称为躯体化障碍的现象，主要是由社会现实因素和患者个体性格原因造成的。一方面，患者近期所经历的生活事件或一些不愉快的事件带来压力；另一方面，躯体化障碍患者性格多内向，无法合理地调节情绪，多伴随抑郁、焦虑的情绪，通过躯体化症状来表达自身的痛苦和困难。因此，治疗躯体化障碍，情绪的疏导是关键。

宁心安神导引法

动作要领：正坐，双手握拳，左右手交替捶打对侧胸口 30 次。

又可正坐，一手如托举石头般上举，另一手用力向下按，双上肢形成对拉拔伸之势。然后取长坐位，两手交叉抱住一只脚，手心放在足底涌泉穴处，脚用力向前蹬，左右各做 30 次。习练时闭气，以上动作结束后闭眼睛，咽唾液 3 次，叩齿 3 次。

作用分析：两手握拳交替捶打胸口，既可泄心胸浊气，又能锻炼上肢关节的柔韧性、功能的协调性。双侧手臂交替向上托举，外导内行，使肾水上

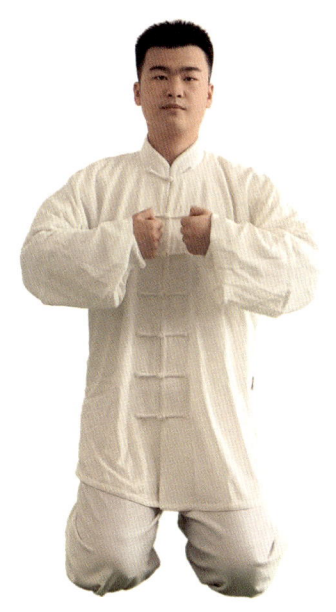

正坐，双手握拳，左右手交替捶打对侧胸口

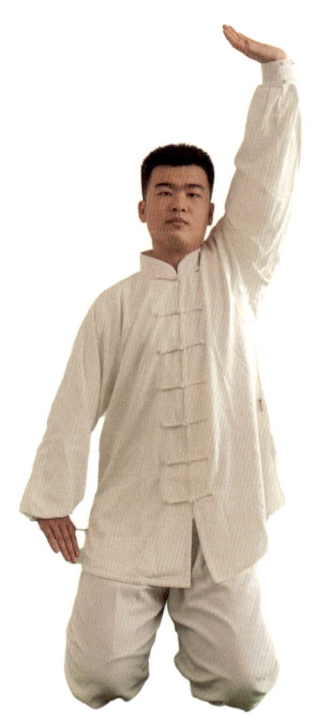

一手上托，另一手下按

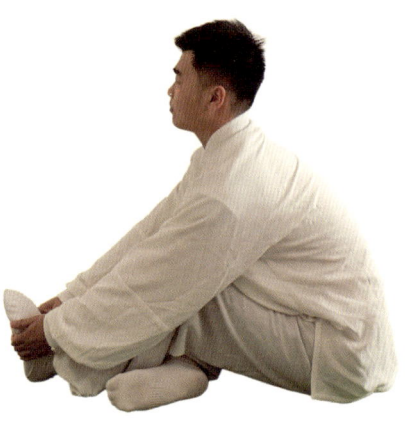

两手交叉抱住一只脚

升以制心火，脚踏手中，使心火下降，心肾相交，水火相济，调理心肾功能。脚踏手中，还可促进心胸气机流通，去除心胸邪气，舒胸理气。

注意事项：捶打胸口不宜过度用力。

心肾相交导引法

动作要领:正坐,双手上举,如托举石头,两手向上牵引胁肋 15 次。

又可正坐,一手放在对侧大腿上,另一手挽住对侧上肢肘部,腰部向右转动 15 次。左侧如是。

又可起身伸出一脚前后交替踏步,左右腿各做数十次。

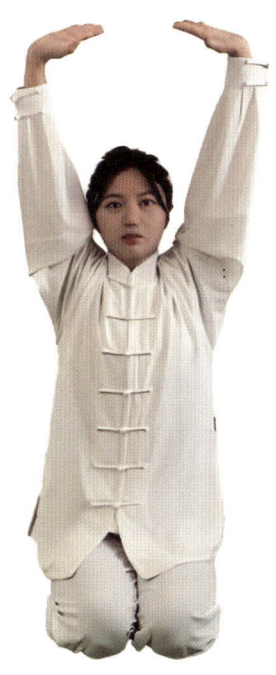

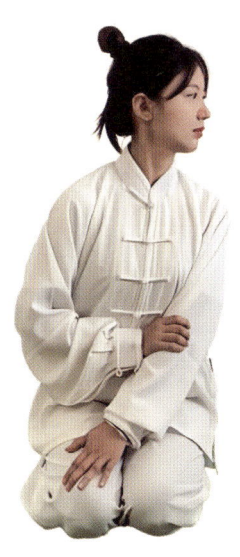

正坐上举引胁肋　　　　正坐侧挽转动

作用分析:"腰为肾之府",双手上举,使肾水上升,激发肾气;正坐,转身,可牵拉肾经,疏通肾气,通过疏通激发肾气,肾气上升,使得"心肾相交"。通过牵引胁肋,转动腰部,以及伸脚前后踏,锻炼下肢及腰部核心稳定性,增强肾功能。

注意事项:双手上举时,掌心朝上,手腕用力背屈;跪立前后踏脚时注意收紧核心,保持身体平衡。

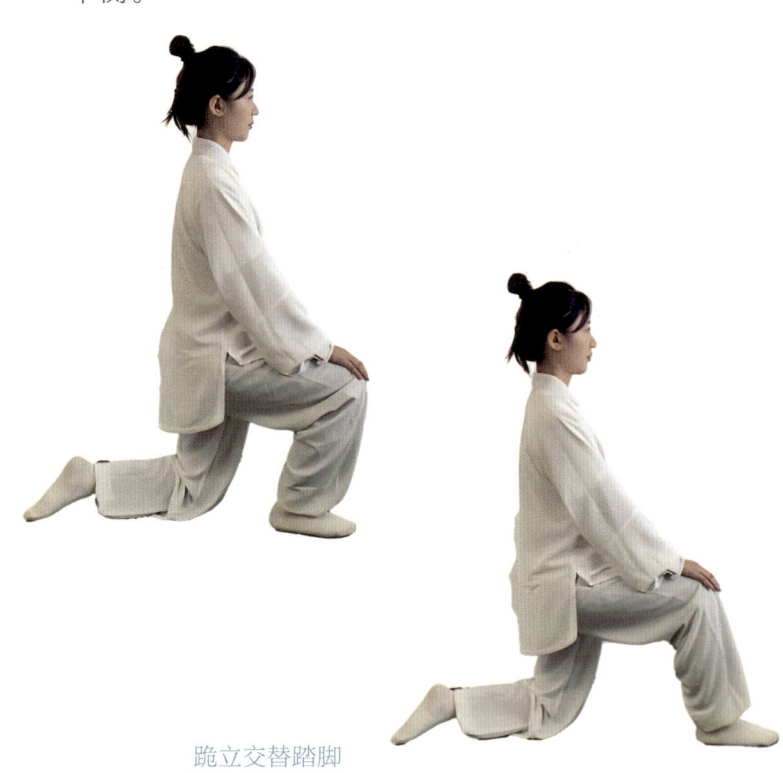

跪立交替踏脚

宽胸解郁导引法

动作要领：两脚开立，与肩同宽，下颌微收，颈项拔伸，百会上牵。

两手上托至胸前翻掌上举，如托重物，然后由颈椎、胸椎、腰椎脊柱逐节弯曲，身体前俯下按至极势；然后尾闾内收，节节伸展脊柱，两臂随之缓缓上举，后仰3次。

作用分析：脊柱的屈伸运动可以增加脊柱柔韧性，延展背部肌群，缓解肩背疼痛的问题；向后摇的动作可活动脊柱，使胸腔得到扩张，缓解胸部发紧、胸口疼痛等问题；双臂上举配合伸腰可牵拉前侧任脉及胸中阴经所循部位，发挥宽胸理气、抒发胸中郁气的功效。

注意事项：向后摇时需要动作缓慢、有节奏，切不可太过突然、过快和大范围地向后运动；同时需要注意安全，避免摔倒。

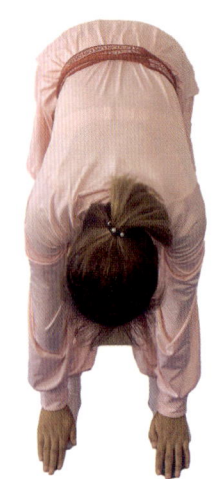

由颈椎开始逐节弯曲,身体前俯下按至极

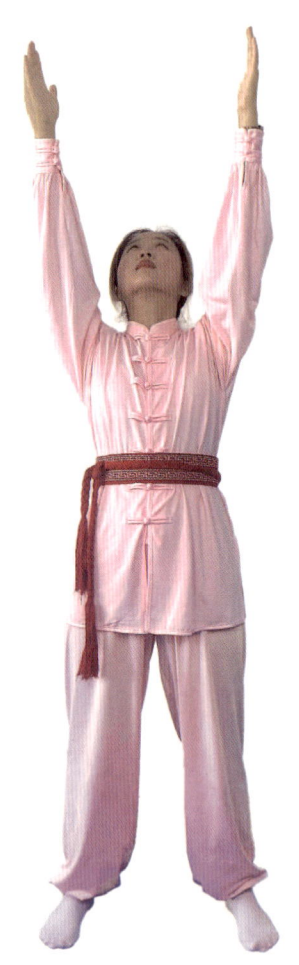

伸展脊柱,两臂随之上举

癌因性疲乏导引法

癌因性疲乏又称癌症相关性疲乏，是癌症治疗或癌症本身引发的常见现象。患者通常描述为感到疲倦、虚弱或筋疲力尽，具体表现为精力减退、注意力不集中、短期记忆障碍、因疲乏引起显著的情绪反应（如悲伤、挫折感、易怒）、周身无力或肢体沉重、失眠或嗜睡、难以完成日常任务等，属于中医"虚劳"的范畴。

导引作为一种中国传统运动，在训练时要求患者身心放松，排除心中杂念，将意念、气息和动作协调统一，"调身、调息、调心"相结合，调神解郁，以改善癌症患者疲乏，以及抑郁、焦虑等负性情绪。

动作要领：取仰卧位，用口慢慢吸气，使吸入的清气充满于腹中，再用鼻缓慢呼气，再小咽气数十次，直到感觉腹中温和为止，摩擦两手至热，然后用手顺时针按摩腹部至腹部感觉温暖。

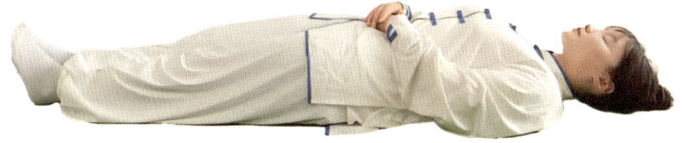

虚劳导引法

注意事项：按摩至腹部有温热感即可。

五劳七伤导引法

《诸病源候论》有言："夫虚劳者，五劳、六极、七伤是也。"人们经常用"五劳、七伤"表达人身体虚弱多病。其实，"五劳、七伤"包含着丰富的内容，其形成因素也包含着多个方面。

五劳一是指五脏的劳损。《诸病源候论》中称五劳为心劳、肝劳、脾劳、肺劳、肾劳。《医学纲目》又告诉我们："心劳血损，肝劳神损，脾劳食损，肺劳气损，肾劳精损。"二是在《素问·宣明五气》中提到："久视伤血，久卧伤气，久坐伤肉，久立伤骨，久行伤筋，是为五劳所伤。"视、卧、坐、立、行是人们日常生活中最普通的活动，这些活动对人的影响也最大。

《诸病源候论》指出，七伤即大饱伤脾，大怒气逆伤肝，强力举重、久坐湿地伤肾，形寒、饮冷伤肺，忧愁思虑伤心，风雨寒暑伤形，恐惧不节伤志。随着现代人生活水平提升，大部分人在饮食方面不懂节制,暴饮暴食,饮食偏嗜,给脏腑带来沉重负担;除此之外,许多人在面对压力时往往会产生抑郁、焦虑情绪,久而久之,诱发情志病,损伤脏腑,造成虚劳。

脐下冷痛

动作要领:取平坐姿势,两腿平地屈曲,两脚掌相对平踏合拢。用两手抓住两脚踝,用力使两脚尽量向会阴部靠近。两臂从身体前侧向上举起,掌心相对,屈肘移向后脑项部,并至肩部。接着,两手十指交叉,躯干前弯,脊柱逐节弯曲,尽力使躯干下倾叩向床席。放松,缓慢仰头坐起,重复7次。

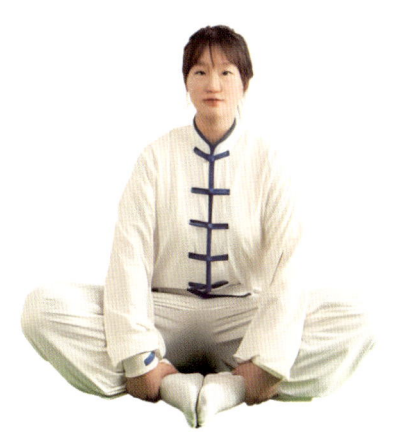

两手抓两脚踝,两脚尽量向会阴部靠近

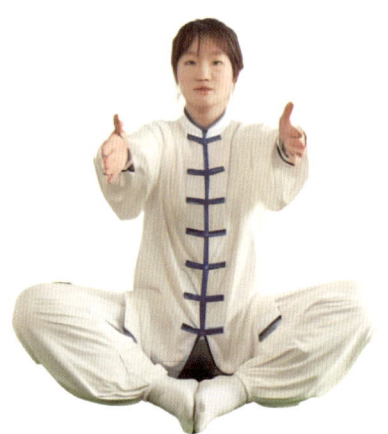

两臂从体侧上举,掌心相对

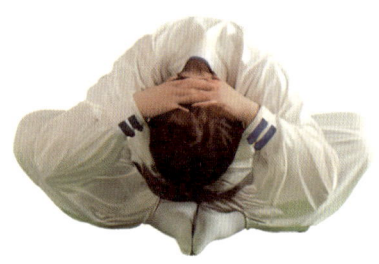

躯干前弯、下倾叩向床席

作用分析:图中所示动作可以牵拉足太阴脾经,增强脾经经气,并改善脊柱柔韧性;还可以牵拉督脉和足太阳膀胱经,促进气血运行,缓解脊柱僵硬和疼痛。挤压腹部可起到按摩作用,温运中阳、改善腹部虚寒症状。

注意事项：弯腰时应注意脊柱逐节弯曲；弯腰角度按照自己所能接受的最大程度即可；脊柱弯曲时依然保持两臂展开状态。

骨痛

动作要领：取仰卧位，两臂伸展放于身体两侧，头转向左侧，展开并翘起足趾，十趾均侧向右方，整个躯体呈现对争旋拧之势，鼻吸气并屏住呼吸，然后呼气，重复7次。

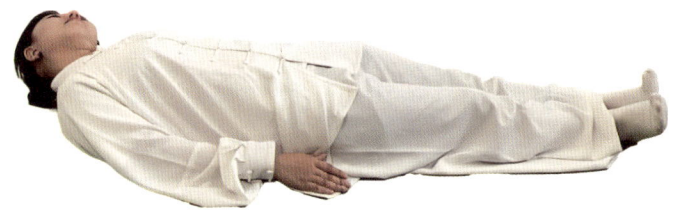

骨痛导引法

作用分析：此动作可引肾气下行，遵循"肾主腰脚"而治骨痛之意。

注意事项：十趾侧向右方时，要尽量绷紧翘起足趾；头转向左侧尽力做到极势。

周身酸痛

动作要领:俯卧姿势,肚腹着席垫,左下肢伸展,足趾用力向后伸直绷紧,右侧上肢尽量向前舒展,右下肢屈曲,左上肢后伸握住右足踝尽力牵伸,足向相反的方向用力,慢慢仰起头,胸背用力上抬。左右侧交替进行共 14 次。

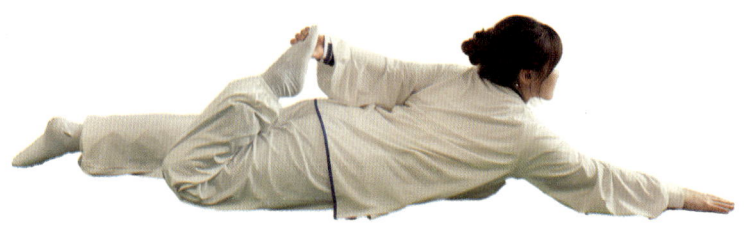

周身酸痛导引法

作用分析:手、足向两个方向尽力伸展,有助于改善上下肢的关节活动度,可以疏通上下肢的经络;手、足在后背相互挽拉,可以增强肩袖稳定性,改善膝关节的活动度和伸膝肌力;配合仰头可以改善整个后背的气血运行,故有利胸腰背的气血流畅。

注意事项:先手足相牵,再慢慢伸颈抬头,以肩胛骨和腰背部有温热感为佳。

胃冷呕吐

动作要领：双膝跪席、坐于足跟，双手向后，右手握于左手腕，左手手掌按于床面，尽力使腹部向上挺，如此来去7次。左右手交替握持重复7次。

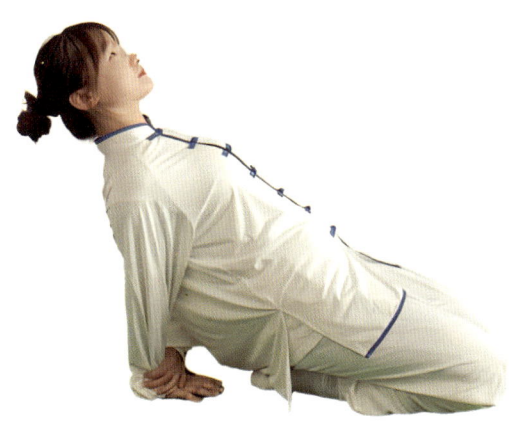

胃冷呕吐导引法

作用分析：上肢伸直支撑可以改善肘关节伸展度；躯干后仰可以改善躯干僵硬，进而增强核心稳定性；活动腹部可以促进肠胃消化功能；后仰前挺可以充分调节任督二脉，达到温阳散寒的目的。

注意事项：腹部绷紧上挺，以小腹部有温热感为佳。

肩臂冷痛

动作要领:站立姿势,左手臂向前尽力伸展,右手臂向后尽力伸展,两手掌心均向上,一前一后、如托重物。左右手交替运动,做 21 次。

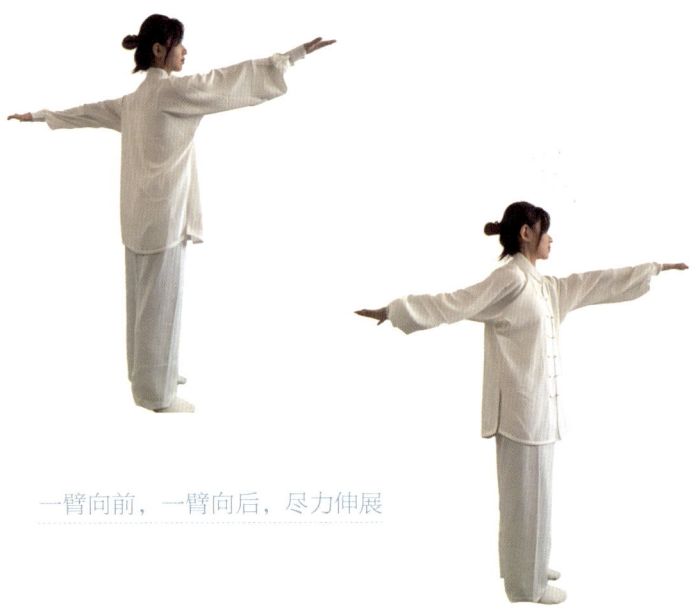

一臂向前,一臂向后,尽力伸展

作用分析:本动作可使得肩周的肌群前后交替主动运动,在牵拉肩周紧张的肌群的同时,还可以舒筋活络,促进肩部气血通畅。

注意事项：做动作时，躯干仍保持中立位，不伴随手臂运动，避免代偿动作。

乳房闷痛

动作要领：蹲坐姿势，臀部和两脚着地，上身正直，双手十指交叉、手心向下，置于下颌之下，保持头部不动，双肘上下小幅度快速摇动，反复操作49次。

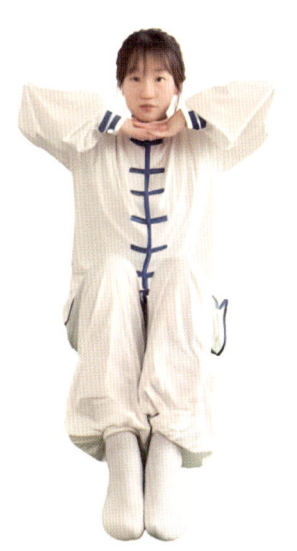 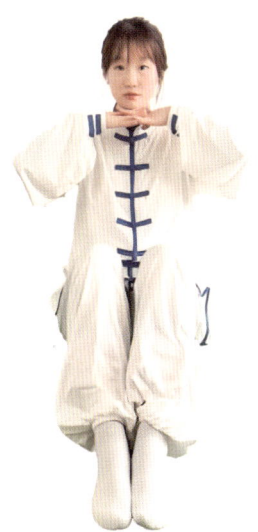

乳房闷痛导引法

作用分析:蹲坐位,双手托下巴,引动人体气机在上;双手固定,肘部上下,带动肩周肌群被动拉伸,去除乳房的风冷肿闷。

注意事项:随着两肘的上抬下落,身体始终保持端正,两臂以前锯肌发力进行振摇。

双腿无力

动作要领:站立位,两脚开立、与肩同宽,然后两手抱住左膝,尽量上提,靠近胸部,右脚保持稳定站立。可左右侧交替练习。

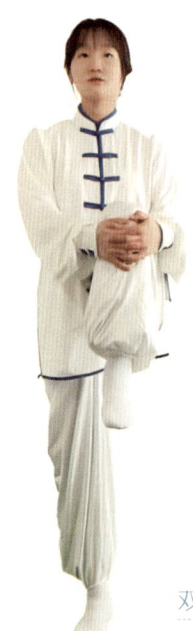

双腿无力导引法

作用分析：抱住一侧膝，可以改善膝关节屈曲活动度；单腿站立，可以增强下肢的肌力，进而增强平衡功能及步行能力。

注意事项：开始练习时膝可稍微低些，不必刻意追求膝紧贴胸；行动不灵活者，注意保护，预防跌倒。

上热下寒

动作要领：坐于席垫，左足掌踏席，右上肢向后尽量延伸，左手掌心握住右足涌泉穴，手足相对用力至极致。左右交替共做 14 次。

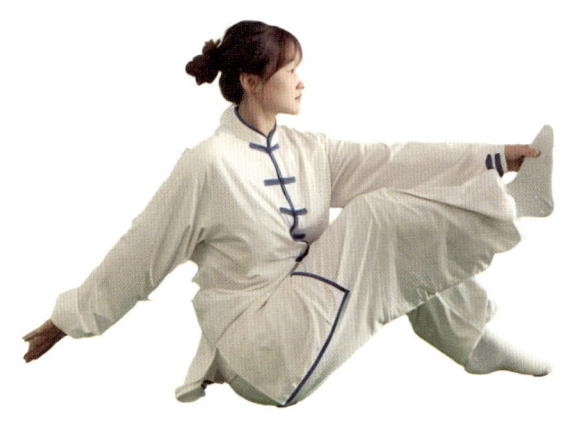

上热下寒导引法

作用分析：手足左右配合，以腰部为中心，手足发力，使脊柱旋转，有助于气血在四肢和后背部进行输布，使得腹内外斜肌被拉伸。挽足侧上肢的动作主要靠上肢的屈肌群完成，一侧上肢伸肌群以及肩胛部肌群都被动拉伸；另一侧上肢尽力后伸，主要牵拉上肢的经筋。

注意事项：对拉用力至极势。

膝冷膝痛

动作要领：取蹲坐位，两腿屈曲，两脚掌着地，两手抱住两膝，然后两脚离地，头部用力向后仰，同时以腰、臀为基础进行前后摇动，重复49次。

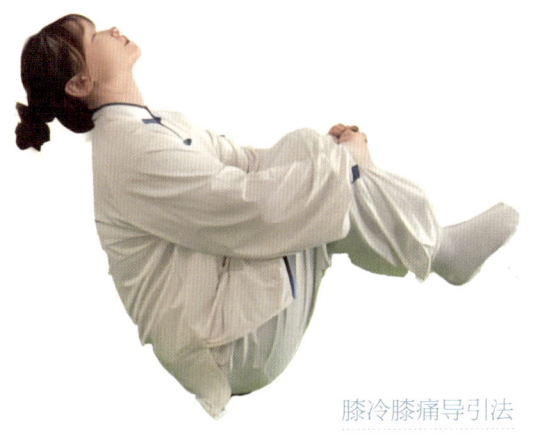

膝冷膝痛导引法

作用分析：此动作用力主要集中在下半身，可疏通腰腿经络，促进血液流通，具有强力专攻作用，能够驱冷散寒。两手紧抱膝关节，使膝关节保持在屈曲状态，可以锻炼膝关节的稳定性。

注意事项：向后仰头时要尽量用力，双膝尽力顶向双手，形成对争之势；开始练习时，前后摇动幅度应小，循序渐进。

提质增慧正脊功

目前，学习和参加各类兴趣班占据了中小学生的大部分时间，电子产品的广泛使用也使得许多中小学生选择"静态"生活方式，城市化高层建筑成为家庭成员封闭的空间……这些都大大减少了青少年参与体育活动的机会。青少年体质健康是健康中国建设背景下的重点问题，党和国家历来对此高度重视。第八次全国学生体质与健康调研结果显示，心肺功能下降、体态不良、肌肉力量不足、柔韧性差等各种身体问题呈现低龄化发展趋势。

通过文献资料调研发现：50% 以上的小学高年级学生、中学生以及 80% 以上的大学生都有不同程度的身体姿态问题，但大多数青少年没有采取相应的措施进行矫正或者不知应通过何种途径矫正，这些问题严重影响青少年的身体发育和身心健康。当下需要重视青少年体态问题，尤其是在青少年发育生长的"黄金时期"，应着力提高青少年健康意识与科学常识，引导其积极进行功能性体育锻炼，养成良好的生活习惯和运动习惯，以预防和矫正不良的身体姿态。"少年强则国强"，挺拔的体态不仅关乎精神风貌，更事关青少年的体质健康。因此，学校和家庭需要加强青少年的体育锻炼推动工作并付诸实际行动，保卫祖国的花朵，助力实现全民健康。

导引是古人防病祛病、健身长寿的主要手段，经常练习可以有效改善身体形态、心理状态和运动等多方面能力，且习练导引不受设备和场地的限制，几乎没有不良反应，对增强青少年体质具有可观的实用价值。体态讲究"中正"之美，身形中正，脊柱中正。正确的体态要做到站有站相，坐有坐相，才能维持各组织器官的正常功能，并使各关节、韧带、肌肉保持适当紧张程度，维持正常身体状态。笔者所在团队对导引有 10 年的研究历史，其间对导引的认识不断升华，团队从导引巨著《引书》中挖掘、整理具有针对性、代表性的导引动作，形成一套专门针对中小学生、符合其身体发育特点的中医导引功法——提质增慧正脊功，力争做到对应性强、精准度高，为孩子们的身心健康发展保驾护航。

笔者所在团队之前在小学开展了为期 3 个月的中医导引功法教学，通过课程前后的评估观察发现，学生的体态问题及肺功能等都得到了不同程度的改善，但仍需进一步完善以便于在各大中小学校推广，惠及更多青少年群体。

本套功法共有五式，加上起势和收势共七式，第一式凫沃振臂式，第二式弓步正脊式、第三式展肩参背式、第四式肢落通腋式，以及第五式反摇利腹式。

凫沃振臂式

动作要领：双手臂从两侧上举，在头顶交叉，大臂夹耳伸直，手掌与手臂尽量成90°，用肩膀的力量带动手臂进行前后方向小范围快速的抖动6次。

作用分析：头部保持中立的位置，稳定颈椎，防止动作过程中肩部肌肉发力不到位；手臂的快速振摇可以激活肩部深层肌肉，起到放松颈肩部紧张的肌肉、减少颈肩部僵硬感的作用，从而改善颈肩部疼痛，并可纠正头前倾、高低肩等不良体态。

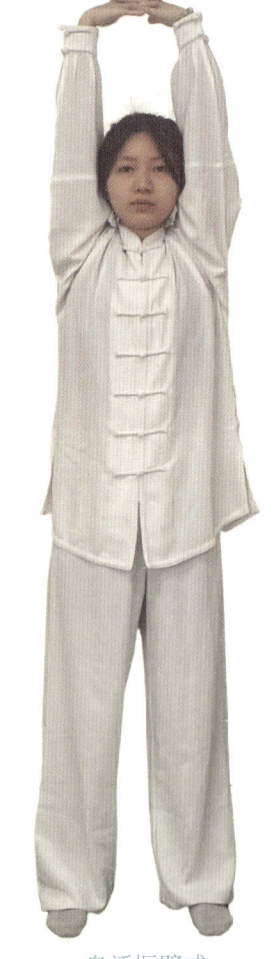

凫沃振臂式

注意事项：头部始终保持中立的位置，百会上领，下颌内收，不可仰头低头；以肩部力量带动手臂振摇，避免手臂和手腕发力；两手臂振摇幅度不宜过大，振摇过程中身体要保持稳定，体态中正，身体不要跟随手臂的振摇而晃动。

弓步正脊式

动作要领：两脚开立，与肩同宽，左腿向前迈步成弓步，右腿保持伸直状态，双手从两侧上举至头顶上方交叉，手臂保持伸直，大臂夹耳；胸椎带动上半身缓缓向左旋转，转至极限后停留3秒，再缓缓向右转，转至极限后停留3秒，回到中立位，收回左腿，同时双手下落于体侧。换腿动作同上。

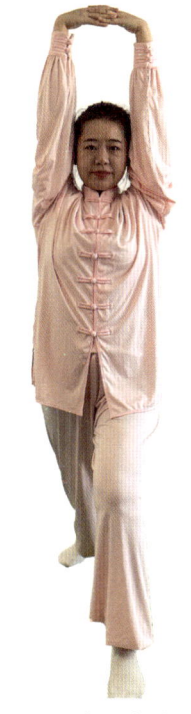

弓步正脊式

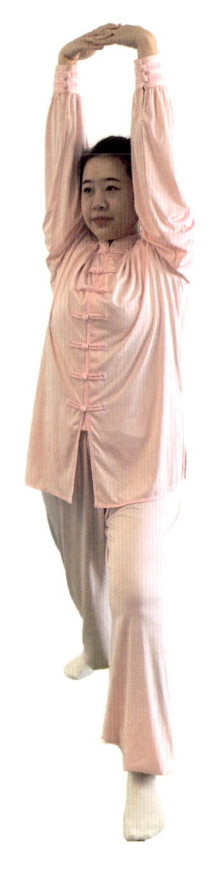 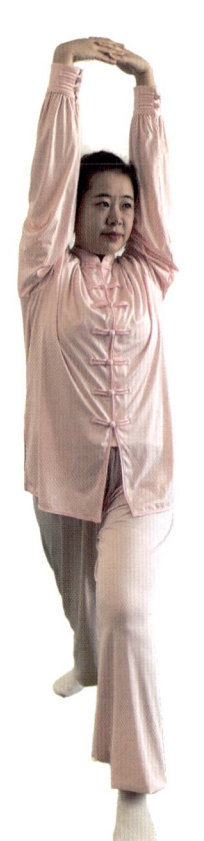

弓步正脊式

作用分析：该动作中上肢伸展，可以改善肩关节的活动度，同时牵伸体侧的筋膜，松解双侧病变粘连的软组织，有利于改善脊柱局部血液循环；弓步站立可增强下肢的肌力，进一步加强下肢的稳定性；左右旋转胸椎，可改善脊柱周围肌肉、韧带的柔韧性，且可以纠正脊柱小关节紊乱。脊柱的活动度和稳定性对于平衡能力来说至关重要，旋转可以提高脊柱的活动度，增强两侧肌肉的力量，调节脊柱两侧力学平衡，起到有效预防脊柱侧弯、移位的作用。

注意事项：双臂尽量贴近耳朵；弓步时仍要保持中正体态，尾闾落在两胯正中间，前腿弓步时膝关节不要超过前脚尖；身体左右旋转时胸椎带动上半身转动，腰、胯保持不动。

展肩参背式

动作要领：双手从小腹前上托，指尖相对，至胸前转为立掌，两掌向外推出，坐腕立掌，抻拔至极势；两臂缓缓下落，两掌自背后翻掌，大拇指至小指依次穿出，掌心向上，肩胛带动两臂向前延伸。

作用分析：转动肩膀，充分激活肩胛部肌群，放松肩胛骨部的肌肉，改善肩胛骨的活动度，使肩胛肌群气血旺盛，增强肩胛功能，改善翼状肩胛；伸展双臂，坐腕立掌，可以牵拉胸廓，改善肺的呼吸功能,并且有利于鼓动手三阳经、手三阴经气血运行。

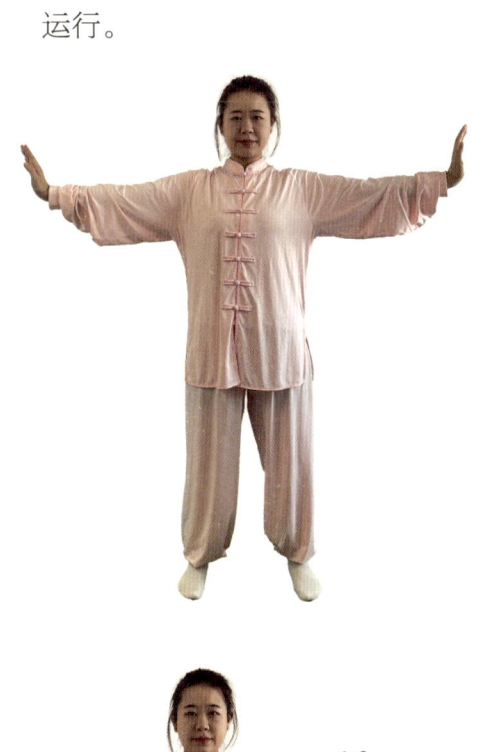

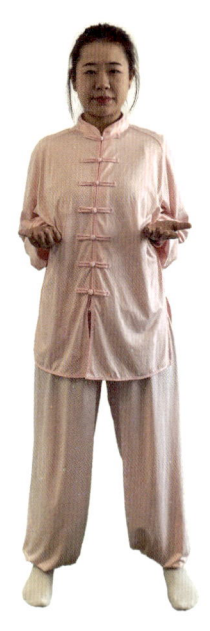

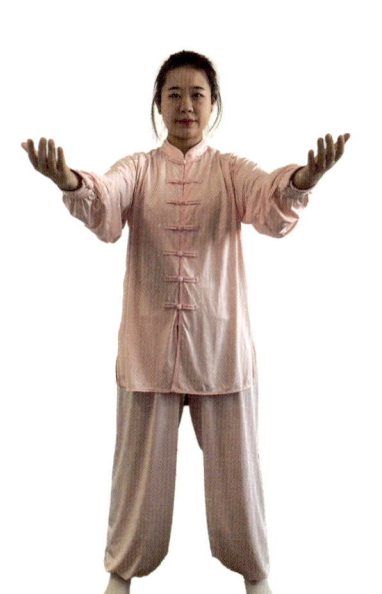

展肩参背式

注意事项：屈肘收臂于胁肋部时，小指紧贴胁肋部；两臂向前伸出过程中，以肩带臂，肩胛骨运动至极势；手臂前伸，肘关节应保持一定曲度，不要过分伸直；坐腕立掌时，两手手指伸展到极势。

肢落通腋式

动作要领：两脚开立，与肩同宽，脚尖朝前，左手掐腰，右手胸前翻掌向上方托起；左腿后伸，同时躯干前倾，保持单脚站立姿势，维持3秒；交替两手两足位置，动作同上。

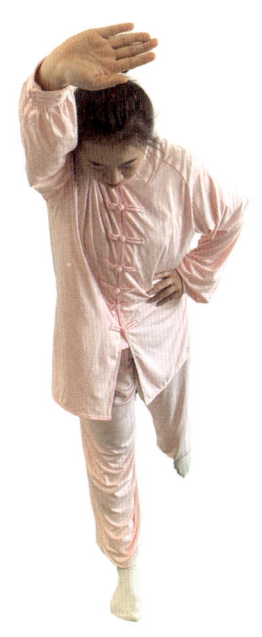

肢落通腋式

作用分析：外旋手臂，掌心向上弯曲手掌，同时一侧脚向后方伸展可以更好地牵拉手三阴经。手三阴经从胸走手，途经腋下，通过牵拉可促进腋下部位的气血流通。上肢和下肢对抗牵拉，有助于增强脊柱两侧肌肉的力量，改善肌肉不平衡，进而有助于脊柱形态的调整和稳定。

注意事项：上抬的手掌尽量用力背屈，以腋下牵拉感增强为度；站立时支撑侧脚趾紧抓地面，保持身体平衡；头与躯干保持在一条直线上，不要仰头或低头。

反摇利腹式

动作要领：两手从小腹前上托至胸前翻掌上举，如托举重物一般，肘部保持一定曲度，手指抻拔至极势；低头，按照头、颈、胸、腰的顺序逐节弯曲脊柱，双手下按至极势；翻掌抱球，收尾闾，按照相反的顺序缓慢伸直脊柱后仰，手臂随之过头后伸，脊柱后摇三遍，回正，手臂下落。

作用分析：该动作可以加强四肢和躯干的伸展活动，影响胸腔血液再分配，有利于肺部的扩张，使呼吸加强，吸入更多的清气，对消除疲劳有一定的作用；向上托举重物对肩颈部和腰背部都可起到拉伸作用，通过拉长躯干与上肢各关节周围的肌肉、韧带及关节软组织，提高关节的灵活性，有助于矫正圆肩和驼背等不良体态；双臂上举配合向后伸腰可牵拉前侧任脉及胸中阴经所循行部位，同时可以活动筋骨、放松脊柱；伸腰后仰时，胸腔得以扩张，活动度增加，同时使心主血脉、肺主一身之气的功能得到改善，有益于全身气血的输布。

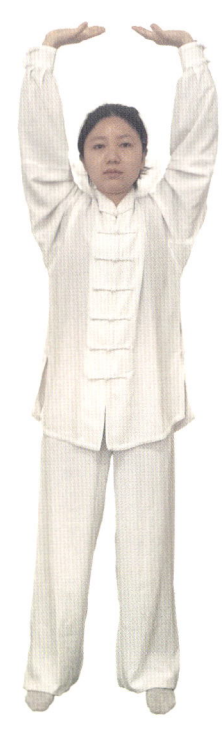

反摇利腹式

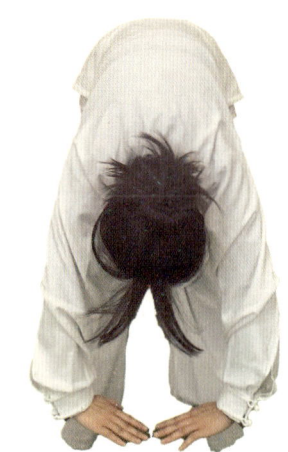
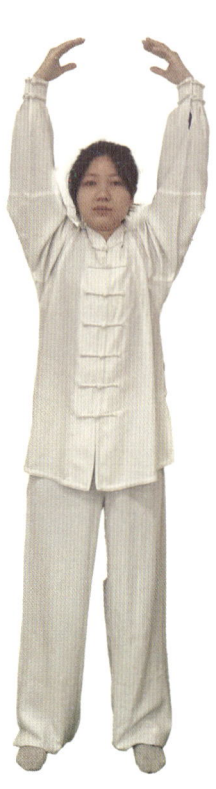
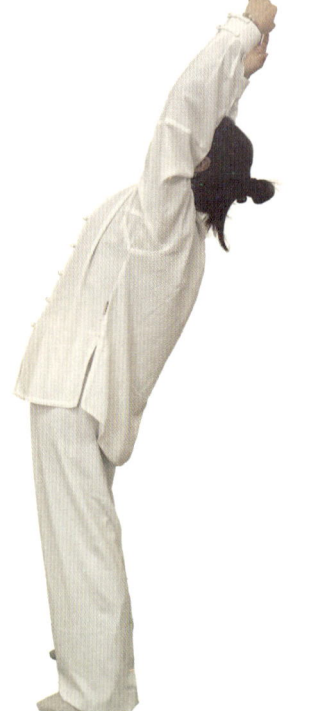

反摇利腹式

注意事项：上托的过程中，手臂应持续发力，缓中带劲向上托举，如托重物；在脊柱运动过程中，两手臂始终与耳朵保持在同一水平位置；肘部要保持一定的弯曲弧度，不要伸直；摇动时动作要缓慢，以防腰部受伤，以胸腹伴牵拉感为度。

益气升阳功

人体的阳气充斥于全身，无处不在，按其分布及特点可分为元气、宗气、营气、卫气和中气。《黄帝内经·素问》中提到"阳者卫外而为固也"，指阳气有抵御外邪的能力，就好比人体的卫兵，分布在肌肤表层，负责抵御一切外邪，保卫人体的安全。阳气旺盛，就可以抵抗疾病侵袭。中医学认为，守护阳气是十分重要的，人体如果失去了阳气的温煦，阳气不足，湿邪不退，吃再多的药和补品都如同隔山打牛。

现如今，人们的生活起居跟古人大不一样，多数人早出晚归，加之工作及生活带来的严重压力或自身不良嗜好的影响，常常会出现浑身无力、精神疲乏、失眠健忘、肝气不舒等体虚症状，阳气似乎越来越弱。那么人体的阳气不足，该如何补回来？

以下介绍一种升发人体阳气、激发人体核心能量继而达到精满、气足、神旺状态的导引功法——益气升阳功。习练此法可以使人体能量能够升发、固存并畅通地疏布全身，以有形的功法调动无形的能量，继而修复有形的身体。

起势——沐浴守中

两脚同肩宽，双膝微屈，双手沿身体两侧上举，合十置于胸前，收摄身心，排除内心的一切杂念。

第一式——引体向上式

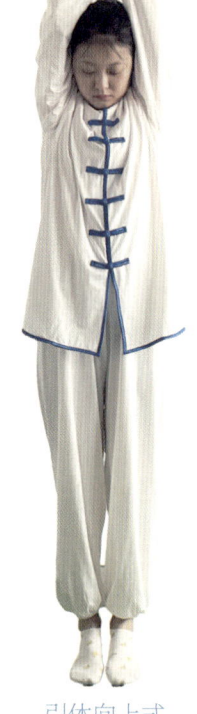

取站位，双脚并拢，身体缓慢后仰，双手沿体侧由下而上划圈至头顶。双手于头顶合十，缓慢上举，拉直，此时低头压下颌，屏住呼吸。双手尽量向上够，拉直身体，轻轻提起腰胯，保持片刻。双手缓缓放下，经过眉睫、鼻梁、胸膛，到达丹田，该动作连续做 7 次。

引体向上式

第二式——展肩扩胸式

取站位,双手合十于胸前。掌心分开,两掌向前方伸平,使掌心朝下,掌指朝前,与肩同宽。两手缓缓向左右分开,置于身体两侧,两手坐腕立掌。该动作连续做 7 次。

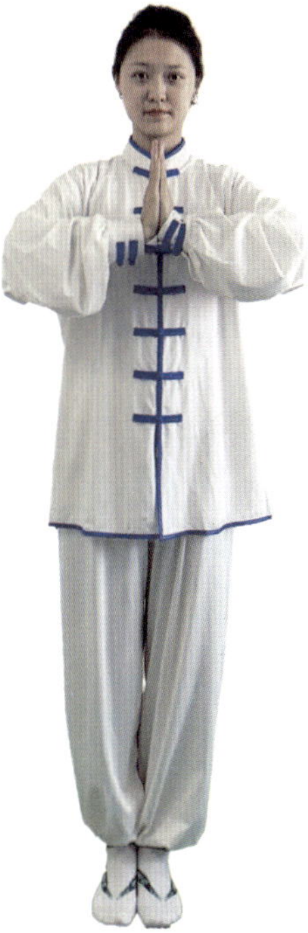

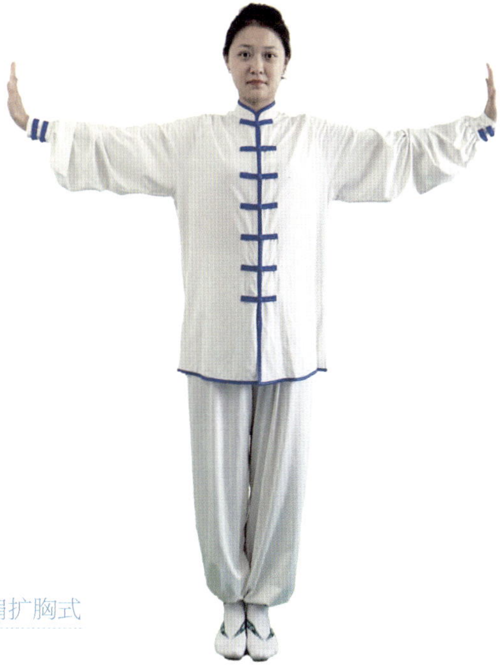

展肩扩胸式

第三式——疏肝壮胆式

取站位,双手握固于腹前,拇指在内,其余四指握住拇指。两腕自然上提,拳面经耳门,提至头顶上方,肘微屈,拳面相对。同时,重心右移,左腿屈膝上提,高于水平,小腿下垂,脚趾上翘。松肩坠肘,两臂内旋下落,两侧合谷穴轻击大腿外侧;同时左腿放松下摆至后下方。该动作连续做7次。

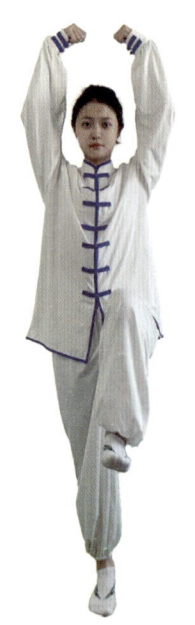
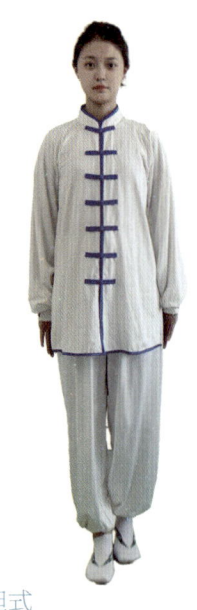

疏肝壮胆式

收势

两手缓缓上举,好似一股清气从百会灌入直达丹田,双手交叠放于小腹丹田,男士左手在内,女士右手在内。双手搓热,摩面搓项。

此套益气升阳功每次做7遍,练习时间最好顺应天地规律,清晨大地阳气上升时习练效果最佳。

升清降浊通达功

"气"在中医学中是一个非常重要的概念。气的运动有"升、降、出、入"四种方式,《内经》载:"出入废则神机化灭,升降息则气立孤危。故非出入,则无以生长壮老已;非升降,则无以生长化收藏。"可见人体基本生命活动的维持皆有赖于气的运动。黄元御是清朝名医,是"气机升降"理论的集大成者,把"气机升降"理论发挥到了极致。他执简驭繁地认为,凡病都可以用此理论来治疗,只要人体之气升降有序,周而复始,循环无端,则百病不生。

笔者所在团队研究导引十数年,对导引动作的特点理解颇深。导引的动作一般是缓慢的，但也有一部分快速的、抖动的动作。基于我们对中医理论的认识，以及对导引理解的升华，特编创了一套升清降浊通达功，旨在调畅人体气机，上通下达，升清降浊。

本套功法包含三式，其中，升阳式以快慢结合的耸肩来活动肩胛骨，改善肩颈部僵硬，疏通肩颈部的气血经络，从而帮助清阳之气上升。大家不要小看肩颈部位，这一区域有10条经络通过，可谓气血流通的要道。另外，头乃诸阳之会，人体阳气上行于头部也都要经过肩颈部，因此，若肩颈部僵硬、紧张，则容易造成经络气血流通不畅，腧穴功能受限，人体清阳之气不能上行于头部。

如果浊阴之气不能正常下降，则易发头晕、耳鸣、血压偏高等症状。因此，降浊式为快慢结合的"敦踵"，来使浊阴之气随之降下。另外，肝在气的运动中发挥着不可替代的作用，肝主疏泄，气的正常运动离不开肝的调控。疏肝通达式为两手臂随身体节奏拍打腹、肋、胸、肩颈等部位，通过拍打来疏通包括肝经在内的多个部位的气机。在练习疏肝通达式的过程中,大家要尤其注意保持微笑,保持心情愉悦,方可事半功倍。

升阳式

动作要领:两脚开立,与肩同宽,百会上领,下颌内收,目视前方;两手臂外展,与身体约呈15°夹角,手背朝前,手心朝后,呈放松状态;肩膀发力向上耸肩至极势,停留3秒,肩膀放松快速下落,慢动作起落7次,而后100个快速动作。

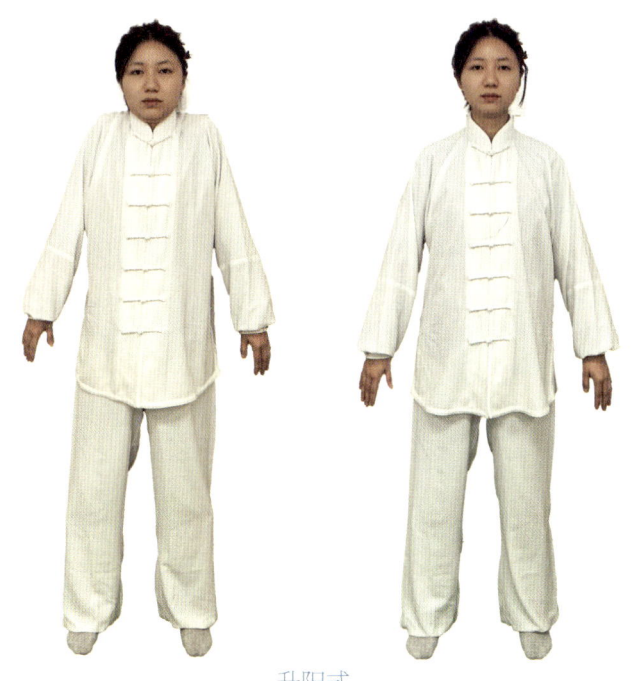

升阳式

作用分析：头部保持中立的位置，稳定颈椎，防止动作过程中肩部肌肉发力不到位；上耸肩膀的动作可放松颈肩部紧张的肌肉，减少颈肩部的僵硬感，从而改善颈肩部疼痛；另一方面，耸肩的动作可以刺激肩井穴，让胆经的清阳之气上升，疏通全身气血，启动全身经络气机。

注意事项：头部始终保持中立的位置，百会上领，下颌内收，不可仰头低头；快速动作时不需至极势，小幅度动作即可，保持动作频率，注意体态，如若动作中体态变化，应及时调整；快速动作次数因人而异，不强求达到 100 次，可循序渐进，从 30 次开始。

降浊式

动作要领：两脚开立，两手臂置于体侧，身体放松，脚跟用力向上提，脚尖捻地，停留 3 秒，放松快速下落，慢动作起落 7 次，而后 100 个快速动作。

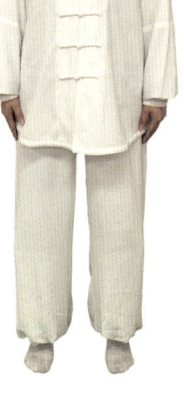

降浊式

作用分析：《引书》记载"敦踵以利胸中"，"敦"亦作"顿"，即顿足跟，有利于排泄胸中的积闷之气；同时可以刺激膀胱经及足三阴经，包括肾经、脾经、肝经，宣通阳气于上，使阳气上充脑髓，阳气宣通则浊阴自降，更多的气血上达头面则头利目清；还可以锻炼小腿肌肉及脚踝力量，提高身体平衡能力，预防跌倒、崴脚等意外的发生。

注意事项：快速动作时幅度不需太大，注意频率；动作时注意保持平衡，防止摔倒。

疏肝通达式

动作要领：两脚开立，身体呈放松状态，两手臂进行左右拍打，身体可随拍打轻微旋转，两手分别拍打小腹和命门，而后拍打胁肋部，随之向上拍打锁骨下窝（肺经风府、云门所在处），再向上拍打肩井处，每一个部位左右各拍打7次；两手臂下落至身体两侧，用力向上挥至头顶，同时脚跟上抬跐脚，随后手臂和脚跟同时下落，上下7次。

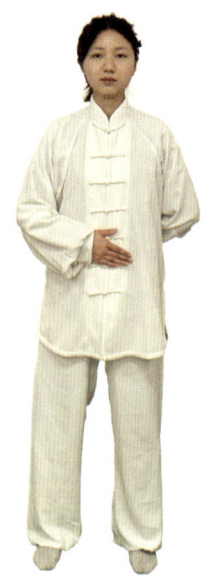
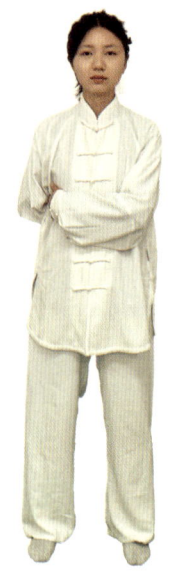
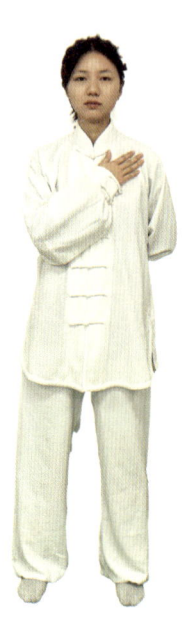
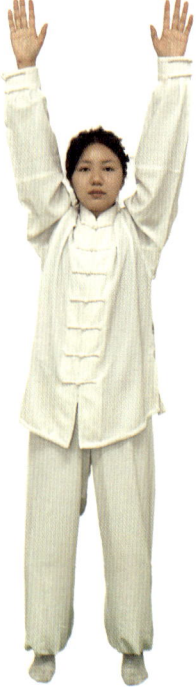
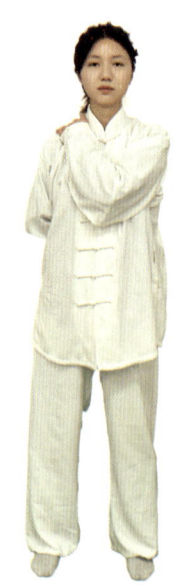

疏肝通达式

作用分析：腹部是人体气血生化之所在，拍打小腹可以促进气血平衡，促进全身的血液循环，起到培元固本的作用；胁肋部为肝经循行处，拍打此处可起到激活肝经、疏肝的作用；锁骨下窝为肺经风府、云门所在区域，肺主一身之气，拍打此处可增强心肺功能，利于肺气的宣发与肃降；拍打肩颈可加快周身及肩颈气血运行，畅通肩颈淤堵之处，对于肩颈酸痛、背部疼痛等症状起到改善效果。

注意事项：注意身体摇摆晃动的幅度不要过大，身体放松，保持心情愉快，嘴角上扬。

后记

丛书的编撰出版,得到了山东省委宣传部、山东省卫生健康委员会(山东省中医药管理局)的大力支持。省委常委、宣传部部长白玉刚对本书高度重视,提出明确要求。省卫生健康委党组书记、主任,省中医药管理局局长马立新统筹指导本书编写工作。省委宣传部副部长魏长民、张同海,省卫生健康委副主任、省中医药管理局副局长李明具体组织本书编写工作。

丛书的编写团队有张立祥、王振国、宋咏梅、刘更生、王春燕、王加锋、毕鸿雁、张永臣、张蕾、阎兆君、戴霞,编写大纲经专家与编辑反复讨论而成,力求突出中医文化特色、贴近大众、通俗易懂。成书期间,还借鉴吸收了有关部门和专家学者的相关研究成果,王超业、李传播、陈高潮、刘倩等同志做了大量统筹协调工作,在此一并表示感谢。

由于时间仓促、水平有限,如有不足之处,敬请批评指正。

编写组
2024 年 12 月